AF401694

RECUEIL

DE PLUSIEURS MÉMOIRES

ET OBSERVATIONS

SUR DIVERS POINTS DE DOCTRINE DE L'ART ET SCIENCE
DES ACCOUCHEMENS.

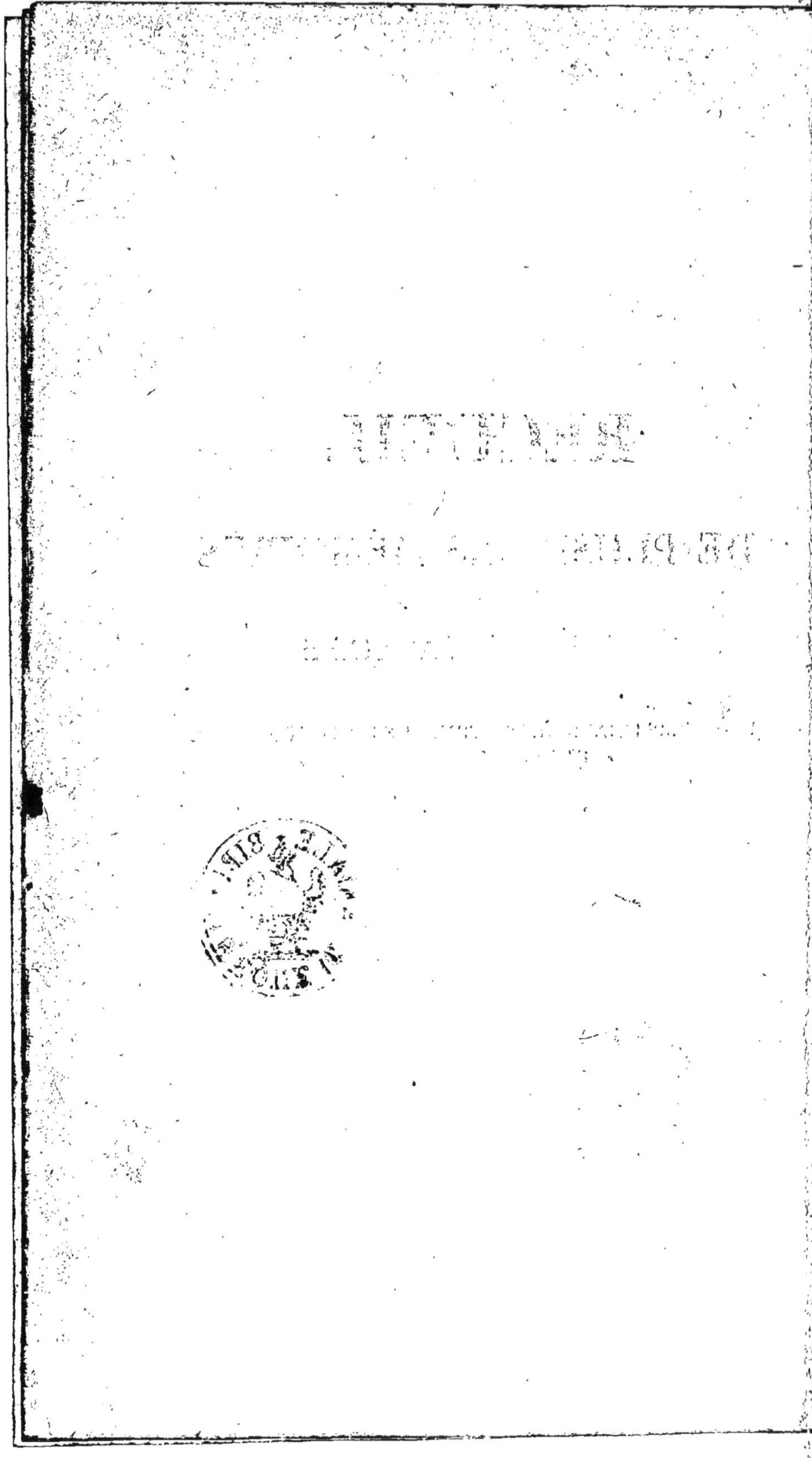

RECUEIL

DE PLUSIEURS MÉMOIRES

ET OBSERVATIONS

SUR DIVERS POINTS DE DOCTRINE DE L'ART ET SCIENCE
DES ACCOUCHEMENS,

Par Jean-Baptiste GASC,

CHIRURGIEN-ACCOUCHEUR, A TONNEINS,
DÉPᵗ DE LOT-ET-GARONNE,

DES SOCIÉTÉS MÉDICALES DE PARIS, MONTPELLIER, BORDEAUX,
TOULOUSE, BERGERAC,

ET DE CELLE DES SCIENCES ET ARTS D'AGEN.

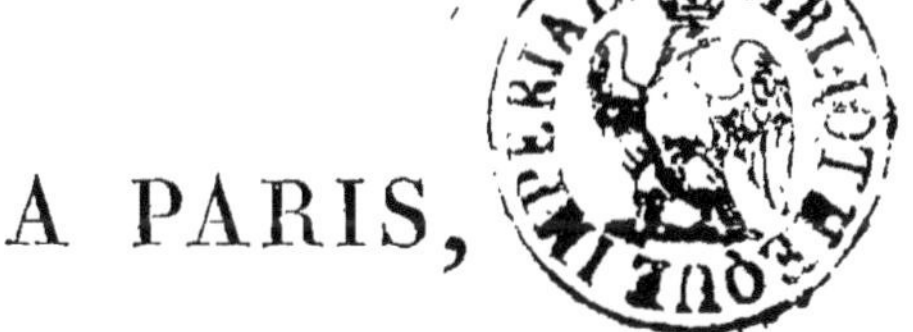

A PARIS,

CHEZ CROULLEBOIS, LIBRAIRE,

RUE DES MATHURINS, N.º 17.

,,,,,,,,,,,,,,,,

DE L'IMPRIMERIE DE FROULLÉ,

RUES SAINT-SEVERIN, N.º 16, ET ZACHARIE, N.º 9.

1810.

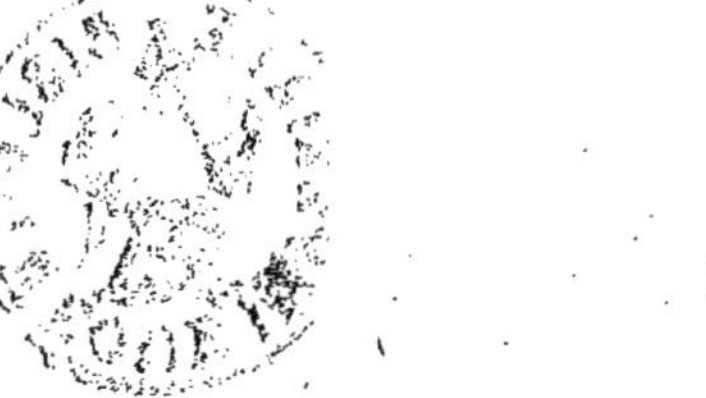
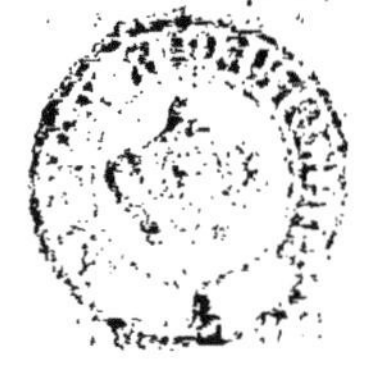

A M. LAPERCHE,

DOCTEUR EN MÉDECINE, DE LA SOCIÉTÉ DE MÉDECINE
DE BORDEAUX, CORRESPONDANT DE LA CI-DEVANT
SOCIÉTÉ ROYALE DE MÉDECINE DE PARIS, ET DE
L'ACADÉMIE DES SCIENCES DE BORDEAUX,

COMMÈ un faible témoignage de
ma reconnaissance et de mon atta-
chement inviolable.

J.-B. GASC.

INTRODUCTION.

L'art des accouchemens est parvenu à un tel degré de perfection, depuis que les Mauriceau, les La Motte, les Deventer, les Smellie, les Puzos, les Levret, les Beaudelocque, et un grand nombre d'autres praticiens non moins recommandables, l'ont enrichi de leurs précieuses découvertes, qu'il paraît impossible de rien ajouter à cette partie de la médecine. Cependant, si la doctrine établie par tous ces grands hommes est exempte d'erreur, il n'en est pas moins vrai qu'elle peut encore ou s'améliorer, ou du moins s'affermir par l'expérience journalière; et c'est d'après ce principe, que j'offre aux jeunes praticiens ce recueil d'observations qu'un long exercice dans cet art conservateur m'a mis à même de répéter souvent et de bien méditer. Si elles paraissent superflues à quelques personnes, je les prierai de faire attention qu'on ne saurait assez éclairer une route où l'on marche quelquefois avec tant de difficulté : car, quel est l'accoucheur, de bonne foi, qui ne conviendra que, dans plusieurs circonstances, il n'ait été embarrassé sur le parti qu'il devait prendre pour secourir la femme, et pour savoir s'il devait agir ou abandonner le travail à la nature. Cette distinction est néanmoins si essentielle, que, dans presque tous les cas, elle décide du sort de deux individus. On ne saurait donc jamais apporter trop de lumières et de circonspection pour ne rien précipiter dans la pratique d'un art, où, dans les dix-huit vingtièmes des cas, au moins, l'accoucheur n'a rien à faire qu'à recevoir l'enfant.

Il n'est point de praticien un peu exercé qui ne soit pénétré de cette vérité ; puisqu'il voit souvent terminer, sous ses yeux et par les seules forces de la nature, des accouchemens qu'il avait d'abord jugé ne devoir l'être que par le secours de l'art. En voici un exemple, pris dans ma pratique, et je pourrais en citer bien d'autres :

Première observation.

La femme Toutut de Varès, département de Lot et Garonne, forte, robuste et bien conformée, âgée d'environ trente ans, à terme de son cinquième enfant, souffrait depuis trois jours, lorsque je fus appelé le 22 mai 1803; les eaux de l'amnios s'étaient évacuées depuis l'avant-veille. Les trois premiers enfans étaient venus naturellement à terme; mais morts. Le quatrième vint aussi à terme; mais la sage-femme, soit que l'enfant se présentât mal, ou qu'elle jugeât que l'accouchement naturel ne pouvait avoir lieu, se décida, me dit-on, à aller chercher les pieds pour le terminer, et dans cette opération, elle mutila mortellement l'enfant.

Tous ces détails me firent soupçonner quelque vice de conformation chez cette femme, et, pour m'en assurer, je la touchai; en introduisant le doigt dans le vagin, je trouvai une tumeur squireuse très-dure, que je pris d'abord pour la tête de l'enfant; en continuant mes recherches, pour connaître plus particulièrement la position de ce dernier, mon doigt faisant le tour de cette prétendue tête, fut arrêté du côté gauche; mais l'ayant ramené à droite, passant entre ce corps et les parois du bassin, je parvins à la hauteur du détroit abdominal, où je trouvai à droite de la tumeur la véritable tête que je ne pus toucher que dans une petite étendue. Cette tumeur qui remplissait presque la totalité de l'excavation du bassin, s'étendait de haut en bas, depuis la saillie du sacrum, jusque derrière les grandes lèvres, et transversalement de devant en arrière, depuis le bord droit du sacrum, jusque vers l'ascade du pubis, occupant principalement tout le côté gauche de l'excavation du bassin. Elle était adhérente dans presque toute son étendue, excepté derrière les grandes lèvres où elle formait une espèce d'appendice; elle était arrondie transversalement, et son volume était tel, que je la pris, comme je l'a déjà dit, pour la tête de l'enfant.

D'après cet examen, je craignis d'abord que la nature ne fût jamais assez puissante pour faire vaincre cet obstacle et faire passer la tête de l'enfant. Cependant, considérant que l'enfant était très-bien placé, que la femme était forte et vigoureuse, et qu'il n'y avait point d'accidens, je me déterminai à abandonner le travail à la nature quoiqu'elle me parut avoir peu fait depuis que la femme souffrait. Le premier jour de mon arrivée, malgré les douleurs qu'éprouvait la femme, la tête me sembla occuper toujours la même place. A l'entrée de la nuit, douleurs plus fréquentes et plus fortes, mais la tête n'avançai point ; le reste de la nuit se passa de même ; mouvemens de l'enfant très-sensibles et point d'accidens. Vers les six heures du matin du 23, les douleurs furent beaucoup plus fortes, et à midi seulement la tête, était un peu plus avancée ; les parties génitales externes un peu plus humectées, l'orifice utérin bien dilaté et la tête de l'enfant déprimait la tumeur. Les douleurs se calmèrent alors ; et ce ne fut que vers les six heures du soir, que la dernière période du travail se manifesta ; la tête s'avança peu à peu en s'alongeant et en déprimant toujours la tumeur. Vers les huit heures, cette dernière avait disparu et la tête était derrière les grandes lèvres ; enfin l'accouchement se termina vers les neuf heures et demie ; un garçon, d'un volume ordinaire et dans un état de mort apparente, en fut le pénible fruit. Je lui donnai les secours nécessaires pour le rappeler à la vie, et j'eus le bonheur de le conserver.

Obligé d'introduire la main dans l'utérus pour aller chercher le placenta, j'examinai la distance de la face antérieure de la tumeur à la symphise du pubis, et j'estimai qu'elle était d'environ deux pouces. Il faut observer qu'elle venait d'être fortement comprimée, ce qui peut nous faire croire

INTRODUCTION.

que cette distance devait être moindre avant que
la tête ne s'engageât.

Cette observation nous prouve jusqu'où peuvent aller les ressources de la nature, lorsqu'elle n'est point contrariée par des mains inhabiles comme l'étaient celles de la sage-femme qui termina le quatrième accouchement de cette femme.

S'il est, ainsi que nous venons de le voir, des cas où l'accoucheur doit tout attendre des secours de la nature, et lui abandonner, pour ainsi dire tout l'ouvrage, il en est d'autres aussi, où il doit l'aider et donner un prompt secours à la mère et à l'enfant, pour ne pas avoir la douleur de les voir l'un ou l'autre, et souvent tous les deux périr victimes de sa sécurité ou de sa nonchalance. L'oubli ou l'ignorance de ce principe fera toujours commettre des fautes irréparables. Nous donnerons dans ces mémoires quelques exemples pratiques qui nous semblent propres à mettre cette vérité dans son jour.

Malheureusement, le fait que nous venons de rapporter n'est pas le seul que nous ayons à reprocher aux sages-femmes de nos campagnes; en voici un second non moins remarquable.

Deuxième observation.

Je fus appelé le 12 avril 1805, vers les cinq heures du soir à une lieue de mon domicile, pour donner des secours à une pauvre femme en couche. A mon arrivée la sage-femme me dit que la malade souffrait depuis la veille, que les eaux s'étaient écoulées depuis quelque temps, et que l'enfant présentait la tête, une main et le cordon ombilical : que ce dernier lui ayant paru comprimé, elle en avait fait la ligature dans deux endroits différens, et l'avait ensuite coupé entre les deux, vers les dix heures du matin. L'enfant présentait la région ombilicale et non la tête, et le cordon et la main gauche étaient développés. Je terminai l'accouchement assez facilement; l'enfant, femelle, me parut mort depuis plusieurs jours.

L'opération faite, je demandai en particulier à la sage-femme pourquoi elle avait coupé le cordon? Elle me repondit, qu'ayant reconnu qu'il était comprimé, elle l'avait coupé pour sauver l'enfant. Vous croyez donc, lui dis-je, que la section du cordon peut éviter cet accident; quelle différence faites-vous donc entre la ligature que vous avez faite et la compression qui existait ? Il était même possible, que la compression n'oblitérât pas entièrement les vaisseaux du cordon, et qu'il passât encore une certaine quantité de sang de la mère à l'enfant, pour entretenir la vie de ce dernier ; au lieu qu'au moyen de la ligature et de la section que vous avez pratiquée, vous avez absolument détruit toute communication entre ces deux êtres : ce qui aurait causé inévitablement la perte de l'enfant, s'il n'avait déja été mort. Ainsi, lui dis-je, ne le faites plus, parce que vous causeriez toujours, je le répète, la mort de l'enfant, si l'accouchement ne se terminait pas de suite ; mais vous n'êtes pas la cause de la mort de celui-ci, car il était mort avant votre opération, peut-être même par l'effet de la compression du cordon, qui pouvait bien avoir lieu depuis plus ou moins longtemps.

Ces deux observations nous prouvent combien étaient ignorantes et coupables les deux sages-femmes, qui étaient auprès de ces deux malheureuses mères. L'une entreprend, sans nécessité et sans savoir pourquoi, une opération dont elle était bien loin de calculer les difficultés et les dangers, et qui exige des connaissances et une adresse qu'elle n'avait point. Aussi qu'arriva-t-il? Elle mutila et fit périr, au milieu des tortures, un enfant plein de vie, sans doute, et mit la mère dans un état tel, qu'elle ne dut vraisemblablement son salut qu'à la force de son âge et de son tempérament. L'autre, méconnaissant le commerce qui existe entre la mère et l'enfant, et par conséquent la source de vie de ce dernier, aurait coupé la trame de ses jours en coupant son cordon. Ces accidens qui ne sont malheureusement que trop fréquens et qui mettent la nature en deuil, font souhaiter à l'ami de l'humanité qu'un prompt remède soit porté à tant de malheurs que produisent l'inexpérience et la sottise.

Ce recueil sera composé de trois mémoires, et de quelques réflexions sur le défaut d'instruction des sages-femmes. Dans le premier, nous traiterons des pertes de sang, dépendantes du décollement du placenta implanté à la circonférence de l'orifice utérin. Dans le second, des vices du cordon ombilical; dans le troisième enfin, des convulsions qui surviennent aux femmes pendant la durée de la grossesse.

Quoique ces matières aient été traitées par des

grands maîtres, nous pensons cependant que les
nombreuses observations que nous rapportons,
pourront être de quelque utilité aux progrès de
l'art et à la conservation d'un sexe qui a tant
de droits à nos sollicitudes comme à notre reconnaissance.

RECUEIL

DE

MÉMOIRES

ET OBSERVATIONS

SUR DIVERS POINTS DE DOCTRINE DE L'ART DES ACCOUCHEMENS.

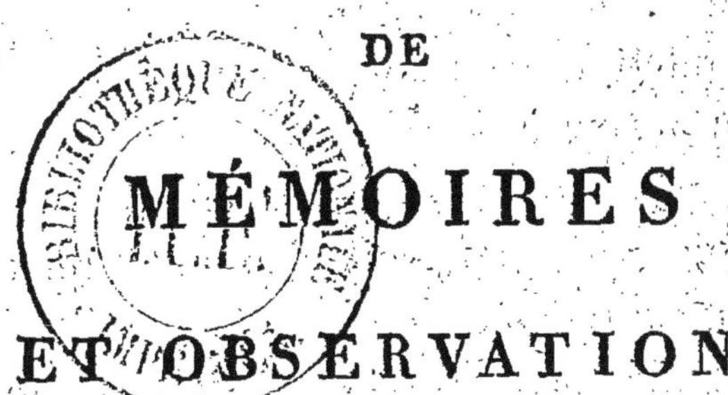

PREMIER MÉMOIRE.

SUR LES PERTES DE SANG

Dépendantes du décollement du placenta, implanté à la circonférence de l'orifice interne de l'utérus.

L'ATTACHE du placenta à la circonférence de l'orifice interne de la matrice, est toujours suivie de l'accident le plus dangereux, pour la mère et pour l'enfant, puisqu'il arrive dans ce cas, une perte plus ou moins abondante, qui se manifeste plutôt ou plus tard, et qui vient du décollement total ou partiel de ce corps, lorsque l'utérus est obligé de prêter à la dilatation de ce viscère. Il est donc physiquement impossible que, si cette disposition a lieu, l'accouchement s'opère sans être précédé d'hémorragie, puisque l'enfant ne peut franchir l'orifice de la matrice, sans le décollement antérieur du placenta.

Ceux qui connaissent les différens changemens qui arrivent à la matrice pendant la grossesse, savent que le fond et le corps de cet organe se dilatent pendant les six ou sept premiers mois; mais que vers la fin de la gestation, ces mêmes parties ne pouvant plus prêter à la dilatation, et tendant à revenir sur elles-mêmes, forcent le col et l'orifice, qui avaient résisté jusqu'alors, à se développer et à obéir aux corps qui les distendent. Ce mécanisme, avoué et reconnu de tous les accoucheurs, nous explique pourquoi le décollement du placenta, fixé à l'orifice interne, doit plutôt arriver, lorsque ce corps est attaché vers la partie supérieure du col utérin que lorsqu'il l'est vers son orifice.

Si l'on ne savait que la pratique des accouchemens a été pendant des siècles presque uniquement entre les mains des sages-femmes, et que les hommes de l'art n'étaient appelés que dans les cas rares (1) et presque toujours désespérés, on au-

______

(1) Ce n'est, en France, que sous Louis XIV, et depuis

rait lieu d'être supris, qu'une chose aussi palpable que celle de l'attache du placenta à l'orifice interne de la matrice, ait été méconnue presque jusqu'à nos jours par tous les accoucheurs (1); et que quelques-uns, même des plus modernes, tels que Deventer, Astruc et leurs sectateurs en aient nié la possibilité, quoiqu'ils aient trouvé plusieurs fois, sûrement, cette disposition dans leur pratique; mais ils ont mieux aimé peut-être renoncer à la vérité qu'à leur système, en supposant d'abord que le placenta se détachait du fond de la matrice, pour tomber ensuite vers son orifice, « où le sang caillé, dit Deventer, le colle quelquel- » fois si étroitement à cet orifice, qu'on le pren- » drait pour une excroissance de la partie même.» D'après les propres paroles de Deventer, peut-on méconnaître l'attache du placenta à l'orifice interne de l'utérus ?

Ce qu'on trouve dans les ouvrages d'Ambroise Paré et de Mauriceau, ne nous laisse aucun doute sur ce point de doctrine. Le premier regarde la sortie du placenta avant l'enfant (liv. 24 p. 944), comme un signe certain de la mort de ce dernier :

Clément, que les chirurgiens ont commencé à pratiquer les accouchemeus naturels.

(1) Il paraît que Mauriceau a ignoré cette disposition, puisqu'il dit (tom. 1er, pag. 159) : « L'arrière-faix venant à » se séparer, en partie ou tout à fait, du fond de la matrice, » auquel il doit être adhérent. »

et entr'autres faits il cite celui de la femme Courly, où il jugea que l'enfant était mort, quoiqu'il ne fût pas encore né, parce qu'il trouva, dit-il, à son arrivée, l'arrière-faix dehors. Tout le monde sait à présent que le placenta ne peut devancer l'enfant que quand il est implanté à l'orifice utérin.

Quoique Mauriceau ait ignoré, comme nous l'avons déjà dit, cette disposition, il paraît néanmoins qu'il l'a rencontrée plusieurs fois dans sa pratique, puisqu'il dit (*Malad. des fem.*, ch. 28, p. 338), « la sortie de l'arrière-faix avant l'enfant » est très-dangereuse, car ils viennent ordinaire- » ment morts. Mais s'il n'est que séparé et qu'il » se présente le premier au passage, on doit aller » chercher les pieds de l'enfant, quand bien même » il présenterait la tête, et terminer l'accouche- » ment. Dans ce dernier cas, dit-il, lorsque l'on » touche la femme, on sent à l'orifice un corps » molasse qui le remplit, et qui n'oppose aucune » résistance. » D'après cette description, peut-on se refuser d'admettre l'attache du placenta dans l'endroit que nous venons d'indiquer.

Ce point de doctrine, si important pour la pratique, et par conséquent pour la conservation des mères et des enfans, a été principalement développé et mis au grand jour par le fameux Levret, qui, le flambeau de l'expérience et de l'observation à la main, a réfuté victorieusement le paradoxe de Deventer, et a posé en principe, que le placenta peut non-seulement s'attacher à tous les points de la surface interne de l'utérus, mais encore à l'orifice interne de cet organe.

Vers les derniers mois de la grossesse, lorsque le col de la matrice commence à se dilater, le placenta étant parvenu à peu près à son parfait accroissement, et ne pouvant plus, par conséquent, s'étendre, il faut nécessairement qu'il se détache dans quelques points de sa circonférence, et progressivement dans une étendue plus ou moins grande, ce qui occasionne l'hémorragie dont nous parlons.

Cette hémorragie qui n'arrive ordinairement dans l'état naturel (par la raison que nous avons déjà rapportée) que du septième au neuvième mois, peut néanmoins quelquefois être devancée, par quelques-unes des causes qui produisent les pertes chez les femmes grosses, telles que les coups, les chûtes, les exercices immodérés, la trop forte pression du ventre, la toux, les vomitifs, les purgatifs violens, les fortes passions de l'ame, etc. Nous n'entrerons dans aucun détail sur ces causes, qu'on trouvera dans l'ouvrage de M. Roudelou (hémorragies utérines), ni sur les pertes qui en sont les suites, pour nous borner à celles qui dépendent du décollement du placenta opéré par la seule dilatation du col utérin.

Les pertes qui surviennent chez les femmes grosses, à l'époque que nous venons de déterminer, ne sont pas toujours un signe certain de l'at-

tache du placenta à l'orifice interne de l'utérus
puisqu'elles peuvent avoir lieu, quoiqu'il soit im
planté partout ailleurs, et par toute autre cause; i
faut donc, pour s'en assurer, avoir recours a
toucher et à l'observation; cette dernière seule
peut quelquefois nous apprendre, que si l'hémor
ragie dépend du décollement du placenta fixé
l'orifice interne, elle arrive presque toujours tou
à coup et sans cause apparente, ordinairemen
depuis le sixième jusqu'au neuvième mois, mai
le plus souvent du septième au huitième, selon
ainsi que nous l'avons déjà observé, que le pla
centa s'attache plus haut ou plus bas au col de l
matrice. Elle nous démontre encore que cett
perte est beaucoup plus abondante pendant l
douleur, parce qu'alors les contractions, augmen
tant la dilatation de l'orifice, doivent décoller d
proche en proche quelques points de la circonfé
rence du placenta, quelquefois même la totalité
laisser par conséquent, toutes les bouches de
vaisseaux, nouvellement déchirés, ouvertes, e
rendre par cette raison l'effusion du sang asse
abondante quelquefois pour faire périr la mèr
et l'enfant, si l'art ne vient promptement à leu
secours.

Le contraire de ce que nous venons de dire
lieu lorsque la perte est occasionnée par toute autr
cause, et vient de tout autre endroit; c'est-à-
dire, qu'elle cesse ou diminue beaucoup pendan
la douleur. Celle même qui vient du décollemen

du placenta, qui a pris racine partout ailleurs qu'à l'orifice interne, diminue ordinairement à proportion que l'utérus se contracte, parce que la contractilité de cet organe doit diminuer nécessairement le diamètre des vaisseaux utérins qui se trouvent en outre bouchés par les corps contenus, sur lesquels s'appliquent exactement ses parois.

Le toucher est ici, comme dans bien d'autres cas, le guide le plus sûr, et même le seul qui puisse nous faire apprécier au juste l'état de la malade. En portant le doigt dans le vagin, on le trouve quelquefois dans ce cas, plein de caillots de sang, comme le prouvent les observations de Portal, de Levret, etc.; ce qui empêche de reconnaître l'orifice interne, jusqu'à ce qu'on ait débarrassé ce canal de tous ces caillots. Mais, supposé qu'on n'en trouve pas, ou qu'on les ait enlevés, on trouve l'orifice fermé, non par les membranes, comme dans l'état ordinaire, mais par un corps molasse et fongueux, quelquefois adhérent dans sa plus grande étendue; d'autre fois enfin, on trouve une portion de ce corps dans le vagin, et quelquefois même entre les grandes lèvres, comme l'ont remarqué La Motte, Smellie et autres. Si le toucher est le plus souvent d'une grande utilité, comme nous venons de le voir, pour nous faire découvrir tout le danger auquel la femme est exposée, il peut aussi avoir quelquefois des suites funestes pour elle, en dérangeant des caillots qui s'opposaient à l'écoulement du sang, ou qui, tout au

moins, en modéraient le cours, et prolongeaie[nt]
son existence.

Il est bien malheureux, d'après ce que no[us]
venons de dire, que la femme soit le plus souve[nt]
confiée dans un pareil cas au funeste ministère [de]
ces routinières, qu'on décore du beau nom [de]
sages-femmes, et qui n'ont pour tout mérite qu'u[ne]
coupable présomption, et pour méthode qu'u[ne]
aveugle routine qu'elles ont reçue de leurs mèr[es]
ou de quelques-unes de leurs proches, aussi ign[o]
rantes qu'elles. Ainsi, tout leur savoir consiste [à]
toucher et à dilater continuellement et sans mén[a]
gement les parties molles de la mère, qu'ell[es]
condensent et qu'elles déchirent impitoyabl[e]
ment. On sent bien qu'avec une pareille manœu[u]
vre, elles font quelquefois le plus grand mal[,]
en dérangeant des caillots que la nature ava[it]
souvent préparés pour le salut de la mère et d[e]
l'enfant.

La perte dont nous parlons, et qui paraît ve[rs]
le sixième ou septième mois, est presque toujou[rs]
légère, et peut souvent être arrêtée par les rem[èdes]
des ordinaires; mais elle est d'autant plus à crai[n]
dre que la grossesse s'approche davantage de so[n]
dernier terme; elle ne l'est jamais plus que penda[nt]
le travail, et la femme est dans ce moment-là dan[s]
le plus grand danger de perdre la vie, si elle n'e[st]
secourue à temps et par un accoucheur sage [et]
éclairé. On peut donc la regarder comme mo[r]
telle, pour la mère et pour l'enfant, lorsqu'il e[st]

ppelé trop tard par les sages-femmes, que la
emme a perdu beaucoup de sang, et qu'elle est
rès-faible ; le danger dépend encore du lieu où
st fixé le placenta. S'il ne s'attache pas exacte-
nent à toute la circonférence de l'orifice, il pourra
ermettre la sortie naturelle de l'enfant, en ne se
étachant qu'en partie. La perte qui ne fait que
ommencer est en général moins dangereuse que
elle qui dure depuis quelque temps ; la femme
ui est naturellement faible et délicate est plus
xposée que celle qui est forte et vigoureuse,
utes choses égales d'ailleurs. La cessation totale
es douleurs est toujours d'un présage fâcheux ;
lle est l'indice de l'épuisement de la femme,
it M. Gardien.

Si tous les praticiens de nos jours sont d'accord
ir l'attache du placenta à l'orifice interne de la
atrice, ils ne le sont pas également sur les se-
ours plus ou moins prompts à donner à la femme
ui se trouve malheureusement dans un pareil cas.
es uns, tels que La Motte (*Trait. des Accouch.*,
age 959), Levret (*l'Art des Acc.*, page 353),
t autres auteurs, veulent que, sans avoir aucun
gard à l'époque de la grossesse, ni aux circons-
ances, l'on confie tout à l'art, et rien à la nature.
ar, disent-ils, la femme ne peut se soustraire à la
perte du sang avant l'accouchement, parce que
malheureusement, la plupart des remèdes indiqués dans les autres espèces, loin d'être de quelque utilité, sont ordinairement préjudiciables dans

celle-ci, qui ne peut céder qu'à l'accouchemen
forcé, auquel il faut procéder de suite.

Les autres, au contraire, tels que Leroux (*Perte
de sang*), Baudelocque (*l'Art des Accou.*, t.
pag. 335), etc., plus prudens et plus sages, cher
chent à se rendre maîtres de la perte par tous le
moyens connus, ce qui peut quelquefois perme
tre d'abandonner l'accouchement aux soins de l
nature. Cependant ces derniers ne se prononcer
pas d'une manière assez affirmative pour servir d
guide au jeune praticien, dans une route aus
pleine d'écueils et de difficultés; ils laissent seule
ment entrevoir dans leurs écrits la possibilité d
la réussite.

Pour concilier l'opinion de tous ces homme
célèbres, et pour prendre un parti conforme à l
saine pratique, sur une matière aussi importante
puisqu'il s'agit souvent de sauver la vie à deu
individus, consultons l'observation, prenons-l
pour guide dans nos recherches, et ne marchon
qu'à la lueur de son flambeau, seul propre à nou
éclairer dans la pratique. D'après ce principe, s
nous analysons tous les faits relatifs à notre sujet
consignés dans les différens traités sur les accou
chemens, nous nous convaincrons qu'il est de
cas qui permettent de différer l'accouchement
pour mettre en usage les moyens propres à re
médier à cette perte; qu'il en est qu'on peut aban
donner aux soins de la nature, et d'autres, enfin, qu
nécessitent qu'on termine l'accouchement san

délai. Ce dernier cas est malheureusement le plus ordinaire, soit parce que l'enfant se présente souvent dans une mauvaise position, soit aussi parce que les sages-femmes n'appellent du secours que lorsqu'elles ne savent plus où donner de la tête.

ARTICLE PREMIER.

Doit-on différer l'accouchement dans le cas de perte dont nous parlons, pour employer les moyens propres à l'arrêter ?

———

Amener la grossesse au terme ordinaire de l'accouchement, et rendre celui-ci le plus naturel possible, voilà quel doit être le principal but de l'accoucheur. Lorsqu'il est appelé auprès d'une femme grosse qui éprouve une perte de sang, il doit d'abord s'informer de l'époque de la grossesse, savoir si l'hémorragie n'a pas été occasionnée par quelques-unes des causes dont nous avons déjà parlé. Si, après avoir pris ces renseignemens, il n'apperçoit aucune de celles qui lui donnent ordinairement lieu, il peut avoir de forts soupçons qu'elle est occasionnée par le décollement de quelques portions du placenta attaché au col utérin. Il doit s'informer encore si la perte dure depuis

plusieurs jours, si elle est très-abondante, et s
elle l'est plus lorsque la femme est levée, que lors
qu'elle est couchée; si elle est continuelle, ou s
elle ne paraît que par intervalles; si elle n'a poin
affaibli la malade, et si cette dernière sent tou
jours remuer son enfant. Toutes ces considératio
l'éclaireront, non-seulement sur le jugement qu'i
doit porter sur la maladie, mais encore sur l
plan curatif qu'il doit mettre en usage.

Si la perte est nouvelle, et peu abondante, s
la femme conserve ses forces, si elle est encor
loin du terme de l'accouchement, et si le trava
n'est nullement déclaré, l'on ne doit pas, par un
curiosité déplacée, la toucher, pour savoir si l
perte vient du décollement du placenta implant
à l'orifice interne de la matrice; mais bien cher
cher à la faire cesser, comme si elle dépenda
de toute autre cause; par une position favorable
par la saignée, par le régime, par les boisson
appropriées, et autres moyens indiqués par l'ar
Et quoique La Motte, Levret, etc., auteurs don
nous respectons infiniment la mémoire, regarden
tous ces moyens comme inutiles, et même quel
quefois dangereux, en faisant perdre un temp
précieux pour l'accouchement, nous croyons cependant qu'il est prudent de les tenter, lorsque
la femme est dans la position que nous venons d
faire connaître.

J'ai vu, dit Smellie, « arriver plusieurs fois
» que quand les pertes n'étaient point considéra-

(23)

» bles, on réussissait assez facilement à les arrê-
» ter, et par ce moyen les femmes arrivaient heu-
» reusement au terme de la grossesse. »

Nous allons citer quelques observations pour appuyer cette doctrine.

Première observation.

Portal (*Acc. labor.*, de Levret, p. 61) fut appelé pour secourir une femme, qui avait éprouvé, au septième mois de sa grossesse, une grande perte de sang, qui fut arrêtée, et qui ne reparut qu'à la fin du huitième mois. Ce fut à cette dernière époque qu'il toucha la femme, qu'il reconnut que le placenta s'attachait à l'orifice interne, et qu'il termina l'accouchement par les pieds.

Seconde observation.

Smellie (*Traité d'Accou.*, tom. 2, p. 354) rapporte qu'une femme éprouva, au commencement du huitième mois de sa grossesse, une perte de sang abondante, dépendante de l'attache du placenta à l'orifice interne ; mais qui fut arrêtée par les soins d'un accoucheur, et qui ne reparut qu'au neuvième mois, temps où l'on rompit les membranes, et l'accouchement se termina naturellement.

Troisième observation.

Le même auteur (Tom. 3, p. 184) dit qu'une femme au huitième mois de sa grossesse, éprouvait, depuis environ deux mois, des pertes san-

guines qui passaient de temps en temps ; mais à
cette époque elles furent si fortes, qu'il fut forcé
de terminer l'accouchement par les pieds. Le placenta était implanté à l'orifice interne de l'utérus.

Quatrième observation.

Le docteur Kok rapporte une observation dans
laquelle le tampon, appliqué au septième mois,
a conduit la grossesse à son terme ordinaire.
(*Hémo. uteri. p. Rondelou*).

Ce petit nombre d'observations, auquel je pourrais en joindre quelques autres, me paraissent
plus que suffisantes pour prouver que quand la
perte n'est pas trop abondante, et que le travail
n'est pas encore déclaré, l'on peut et l'on doit
toujours faire en sorte de ne terminer l'accouchement que le plus près possible du terme fixé par
la nature, pour tâcher de conserver la mère et
l'enfant. Ce n'est donc qu'autant qu'on n'aura pu
réussir par tous les moyens proposés pour arrêter
la perte, qu'on sera autorisé à le terminer, comme
je crus devoir le faire dans le cas extraordinaire
dont voici l'observation :

Cinquième observation.

Je fus appelé le trois décembre 1806, vers les
quatre heures après midi, auprès de Mme Rouzet,
habitante de Montclar, département de Lot-et-
Garonne, grosse, pour la première fois, d'environ

cinq mois. Cette dame qui avait été réglée pendant tout le temps de sa grossesse, avait éprouvé, il y avait environ quinze jours, une perte utérine très-abondante, qui fut d'abord arrêtée par l'emploi des secours ordinaires. Cet accident, dont on ignorait la cause, reparut la nuit du trois décembre, accompagné cette fois des douleurs de l'accouchement. La sage-femme et un chirurgien appelés firent coucher la malade, et lui interdirent tout mouvement ; la perte diminua, mais les douleurs augmentèrent. Le chirurgien toucha la femme, il trouva un corps mollasse qu'il prit pour le placenta attaché à l'orifice interne de l'utérus ; il tira dessus, et ce corps suivit sans opposer la moindre résistance. C'était effectivement une partie du placenta, assez grande pour être prise pour la totalité de ce corps, tel qu'il doit être à cette époque de la grossesse. Après cette extraction, la perte diminua encore, mais les douleurs se faisant sentir avec la même force, l'on attendait toujours l'expulsion du fœtus par les seules forces de la nature.

J'arrivai auprès de la malade, vers les huit heures du soir ; je la trouvai dans l'état décrit, et tous les assistans dans la plus grande sécurité. Le chirurgien me dit que les douleurs allaient assez bien, que la perte avait beaucoup diminué, et que le délivre attaché à l'orifice utérin était sorti en entier il y avait quelques heures. Je lui demandai pour lors s'il avait fait la section du cordon ombi-

lical, ou s'il y avait rupture. Il répondit négati
vement à ma question. L'enfant est donc né, lu
dis-je? Non, me dit-il. Je demandai à voir c
qui était sorti, l'on me le présenta, et je remar
quai en effet une masse de placenta, dont le vo
lume me parut répondre à l'époque de la gros
sesse de cette dame, mais sans cordon ni traces d
son insertion. Après cet examen, je touchai l
malade; mes doigts introduits dans le vagin, j
trouvai encore une grande portion du délivre, qu
m'empêcha de faire les recherches nécessaires pou
reconnaître la position de l'enfant. L'orifice uté
rin était dilaté de la grandeur, ou environ, d'u
écu de six livres, et les autres parties molles bie
préparées pour l'accouchement. Vu cet état de
choses, la malade souffrant beaucoup, très-affai
blie par tout ce qui avait précédé, et perdant tou
jours, il fut décidé que je terminerais l'accouche
ment. La femme mise dans une position convena
ble, je commençai à faire l'extraction du corp
mollasse que j'avais rencontré à l'orifice utérin e
dans le vagin; c'était encore une portion du pla
centa, qui était libre, et d'un volume à peu prè
égal à la moitié sortie avant mon arrivée. Débar
rassé de ce corps, je dilatai graduellement l'ori
fice, pour introduire ma main droite dans l'utérus
Parvenu dans cet organe, je trouvai l'enfant plac
en travers, la tête à droite, les pieds à gauche et
le ventre en devant; je saisis un pied que j'amena
dans le vagin; je fis quelques tractions, et l'enfant

suivit avec beaucoup de facilité. Il me parut mort depuis quelques jours ; il avait la nuque et toute l'épaule droite noire et dans un état de sphacèle ; le reste du corps était dans un état naturel, et son volume me parut être celui d'un fœtus d'environ cinq mois ou cinq mois et demi. Il était en partie enveloppé dans ses membranes, qui étaient vides des eaux de l'amnios ; le cordon, très-grèle, était dans un état d'intégrité. Ce qui me frappa le plus dans l'inspection de cet enfant et de ses dépendances, ce fut le placenta, dont la portion restante, aussi volumineuse que celle déja sortie, enveloppait, presque dans son entier, le chorion auquel elle était très-adhérente, laissant seulement çà et là quelques petits espaces de cette membrane à découvert. On a vu des placenta, dit M. Gardien, dont les lobes étaient séparés les uns des autres, en sorte qu'on les aurait pris pour autant de placenta, si ces lobes n'avaient été liés les uns aux autres par les membranes et les vaisseaux. (Tome 2, p. 171). Cette disposition du placenta paraît avoir eu lieu dans le cas que je viens de rapporter. D'après ce que je viens d'exposer, je n'ose décider si les deux portions de ce corps, extraites avant l'accouchement, étaient ou n'étaient pas adhérentes à l'orifice interne de l'utérus ; cependant les accidens arrivés sans causes connues, et qui avaient précédé les douleurs de l'enfantement, me portent à croire l'affirmative. Le décollement arriva dans ce cas-ci, plutôt qu'il n'arrive ordinairement, parce que vraisemblablement l'attache du placenta était à la partie la plus resserrée du col utérin.

Malgré l'emploi des moyens propres à arrêter l'hémorragie, et une apparence de mieux, l'on ne doit cependant pas perdre de vue la femme, afin de venir à son secours, si les accidens augmentent au point de menacer ses jours et ceux de l'enfant; car la perte, arrêtée par les moyens ordinaires, est si susceptible de dérangement, dit Puzos, à la moindre imprudence, qu'elle demande les plus grandes attentions de la part de la femme.

ARTICLE II.

Faut-il, dans tous les cas de perte dont nous parlons, abandonner le travail à la nature ?

QUOIQUE l'attache du placenta à l'orifice interne de l'utérus nous laisse peu d'espoir sur la terminaison heureuse de l'accouchement, l'observation nous prouve que la nature seule peut quelquefois vaincre cet obstacle. Il n'est pas nécessaire de dire que nous supposons que l'enfant se présente dans une bonne position, ce qui n'arrive malheureusement que très-rarement dans ce cas. Si le placenta est assez détaché dans quelques points de sa circonférence pour permettre à la tête de l'enfant de s'engager, si le travail est déclaré, que les douleurs soient bonnes, et qu'on soit à peu près assuré qu'elles ne cesseront avant la fin du travail, que la perte ne soit pas trop abondante, et que la femme conserve encore assez de force; dans un pareil cas, lorsque l'orifice est dilaté, et que les eaux sont écoulées, l'on doit abandonner l'accouchement aux soins de la nature; mais si dans le même cas, les membranes sont intactes, il faut refouler le placenta du côté où il tient encore par ses attaches, aller percer ces membranes, et tâcher de faire engager la tête. Cette manœuvre est quelquefois assez heureuse pour faire cesser la perte, par la compression que la tête exerce sur les parties qui fournissaient à l'hémorragie. M. Baudelocque dit que dans un pareil cas, si la tête est avancée, et que les douleurs cessent, on doit employer le forceps. Ces raisonnemens auront bien plus de poids, s'ils sont appuyés de quelques faits pratiques pris chez les auteurs les plus célèbres et dans mon journal.

Sixième observation.

Je rapporterai ici une observation, tirée de l'ouvrage de Smellie (*lieu cité*, tome 2, p. 354), dans laquelle cet auteur dit, que s'étant rendu auprès de la femme qui en fait le sujet, elle ne voulut jamais permettre qu'il la touchât; mais jugeant au rapport de la sage-femme, que la perte était occasionnée par le décollement du placenta,

attaché à l'orifice interne de la matrice , il lui dit
d'introduire sa main dans l'endroit où il était décollé , et de déchirer les membranes ; les ayant
rompues , il s'écoula une grande quantité d'eau ,
l'hémorragie diminua, les douleurs devinrent plus
fortes , et la tête s'engagea en refoulant la partie
inférieure du placenta du côté droit. Elle descendit peu à peu, et l'accouchement se termina très-
heureusement. L'hémorragie cessa entièrement
lorsque la tête fut engagée à l'orifice.

Septième observation.

Le même auteur (*lieu cité*), fut appelé auprès
d'une femme qui avait éprouvé une perte violente
avant le travail ; mais ce dernier s'étant déclaré,
les membranes se rompirent , et l'hémorragie était
totalement arrêtée lorsque Smellie vit la malade,
qui était si faible qu'à peine on sentait les battemens de l'artère ; elle avait les extrémités très-
froides. L'enfant présentait la tête. Il chercha à
ranimer les forces de cette femme, et à rappeler
sa chaleur naturelle ; au bout d'une heure le pouls
reprit un peu de force, les douleurs qui avaient
disparu , revinrent ; le placenta paraissant un obstacle à l'accouchement, fut extrait, après quoi,
dit l'observateur , la malade mit au monde un petit enfant mort.

Huitième observation.

Leroux (*Pertes*, p. 228), nous fournit en-

core une observation très-intéressante. Une femme
avait une perte depuis plusieurs jours, sans en
avoir rien dit à personne. L'hémorragie avait beaucoup augmenté le dernier jour, et la malade s'était
couchée sur les six heures du soir, dans la crainte
de tomber en faiblesse. A mon arrivée, dit-il, la
malade avait des douleurs pinçantes qui revenaient
assez souvent. Il y avait un gros caillot de sang
entre les cuisses, et un autre qui remplissait le
vagin. L'observateur ayant introduit son doigt
dans ce canal, trouva l'orifice de l'utérus dilaté de
la grandeur de la paume de la main, et le placenta
à cet orifice. La tête de l'enfant commençait à
s'introduire à nu, et s'étant apperçu que le sang
ne coulait plus, que les douleurs étaient bonnes,
il conjectura que l'accouchement naturel pourrait
avoir lieu. Ayant été obligé de quitter la femme,
pour voler au secours d'une autre, l'accouchement
se termina très-heureusement par les seules forces
de la nature, deux heures et demie après qu'il eut
quitté la malade. L'enfant vécut quelques jours,
quoiqu'il ne fût pas à terme.

M. Baudelocque (*lieu cité*, tome 1.er 338),
dit, vraisemblablement d'après les observations
que lui a fournie sa pratique, que « la femme,
» livrée à elle-même, n'est pas absolument sans
» ressource, quand le placenta est attaché sur le
» col de la matrice; quelquefois dans l'extrême
» dilatation de l'orifice, cette masse s'en sépare
» entièrement d'un côté, les membranes se déchi-

» rent, et l'accouchement se fait naturelleme
» si la femme, malgré le sang qu'elle a perd
» conserve encore assez de force. » L'observati
suivante me paraît conforme à ce principe.

Neuvième observation.

L'épouse du nommé Endrevie, habitante
Tonneins, à terme de son second enfant, av
une perte très-abondante depuis environ quin
jours, lorsque le dix-neuf décembre 1784, e
commença à ressentir les douleurs de l'enfant
ment. La sage-femme ayant resté auprès d'el
environ vingt-quatre heures sans pouvoir term
ner l'accouchement, voyant la malade perdre s
forces, et craignant qu'elle ne lui mourût ent
les mains, m'envoya chercher. Rendu auprès de
malade, j'appris qu'elle avait eu peu de douleur
qu'elles avaient entièrement disparu depuis e
viron deux heures; que l'enfant était mort, et qu'
avait la tête hors de la vulve; qu'étant écrasée,
sage-femme n'avait osé continuer de tirer dessu
crainte qu'elle ne lui restât à la main. En toucha
la mère, je trouvai effectivement la tête de l'en
fant presque séparée du tronc et écrasée, de ma
nière qu'elle ressemblait plutôt à un gros intesti
rempli d'esquilles d'os, qu'à une tête. La défor
mation de cette partie ne pouvait dépendre qu
de la mauvaise manœuvre de la sage-femme, qu
avait fortemeut tiré dessus au moment où le

(35)

paules s'engageaient au détroit supérieur dans
une mauvaise position, c'est-à-dire, la droite devant le sacrum, et la gauche derrière le pubis.
Ayant glissé ma main gauche le long de la cour-
bure du sacrum, et à droite, je parvins à passer
mon doigt indicateur sous l'aisselle de l'enfant, et
je m'en servis comme d'un crochet, et je terminai l'accouchement. Je trouvai le placenta encore
attaché à la circonférence de l'orifice interne de la
matrice, excepté du côté de la fosse iliaque droite,
l'où il s'était détaché pour permettre le passage de
l'enfant. Il est vraisemblable que cet accouchement se serait terminé par les seules forces de la
nature, sans la mal-adresse, l'impéritie et l'impatience de la sage-femme.

Doit-on rejeter sans restriction la méthode de
Puzos (*Mém. de l'Ac. de Chi.*, *in*-12, tom. 2) dans
un pareil cas ? Quoique cet auteur paraisse ne l'a-
voir jamais mise en pratique, lors de l'implanta-
tion du placenta au col utérin, je pense néanmoins
qu'on pourrait l'employer avec avantage, lorsque
la femme est dans l'état que nous venons de
décrire, c'est-à-dire, que l'orifice n'est pas assez
dilaté, et que les douleurs manquent ou sont trop
lentes, parce que la longueur du travail, comme
l'on sait, expose la mère à perdre une trop grande
quantité de sang, par conséquent un moyen propre à rendre ce travail plus court, doit être employé de préférence à l'accouchement forcé, comme
l'a très-bien démontré cet auteur.

3

Pour terminer l'accouchement, il faut nécessa-
rement que l'orifice soit assez dilaté, pour pe-
mettre l'introduction de la main dans l'utérus; s'
ne l'est pas assez, on doit le dilater peu à pe-
et c'est en quoi consiste principalement la métho[
de Puzos. Nous savons bien que la dilatation [
l'orifice augmente la perte, puisqu'elle augmen
le décollement du placenta; mais nous savons aus
que la tête de l'enfant s'engageant, peut servir [
bouchon et arrêter l'hémorragie, en comprima[
les vaisseaux ouverts.

Si donc, par cette manœuvre on s'apperçoit q[
la tête s'avance, que les douleurs soient bonne
que la perte soit peu abondante, l'on doit perc[
les membranes quand il en est temps, si elles [
percent d'elles-mêmes, et abandonner le reste [
l'ouvrage aux soins de la nature. Mais si l'enfa[
est mal placé, que la perte soit très-abondant[
que la femme soit faible, et que les douleurs soie[
lentes, l'on doit abandonner la méthode de Puz[
et terminer l'accouchement, lorsque la dilatati[
de l'orifice le permet.

En faisant l'application de la méthode de Puz[
(dans le cas qui nous occupe), dit M. Gardie[
(tome 2, p. 419), « il est évident que, dans cet
» circonstance, la perte, bien loin de diminu[
» après l'écoulement des eaux, doit devenir pl[
» abondante quelque temps après, parce que l[
» contractions de la matrice, qui deviennent pl[
» vives, dilatent l'orifice et rompent les adhérenc[

du placenta. La méthode de Puzos, qui consiste à exciter les douleurs de l'enfantement, en dilatant l'orifice de la matrice, et en rompant les membranes, ne saurait présenter les avantages qu'on lui accorde dans les autres circonstances. »

Ce qu'avance ici cet auteur est conforme à l'observation, et j'ai déjà dit que les contractions de la matrice augmentent la perte dans les cas dont nous parlons, en décollant de plus en plus des porions du placenta de l'orifice utérin, et que la méthode de Puzos, augmentant ces contractions, doit augmenter la perte. Mais j'ai observé aussi que cette méthode, lorsque l'enfant est bien placé, et que les membranes sont rompues, la tête s'engage, et que, s'appliquant à toute la circonférence de l'orifice, elle sert de bouchon à tous les vaisseaux ouverts, et doit s'opposer, par conséquent, à l'issue du sang. Les observations que nous avons rapporées dans cet article, sont une preuve en faveur de cette doctrine.

Quoique Leroux n'ait jamais employé son tampon dans le cas de perte dépendante de l'attache du placenta à l'orifice utérin, il le propose néanmoins comme propre à faciliter la formation d'un caillot solide, en lui servant de point d'appui, et à déterminer beaucoup plutôt le travail en dilatant cet orifice, sans exposer la femme à perdre une plus grande quantité de sang. L'on sortirait ce moyen mécanique, quand on jugerait que l'ori-

fice, serait assez dilaté, l'on percerait les me
branes, si elles ne l'étaient pas, et on irait cherc
les pieds, ou on laisserait venir l'enfant, com
dans l'accouchement naturel, s'il était possi
Voilà les principes de la doctrine de l'auteur
les pertes de sang. Ce moyen, comme le précéd
ne nous paraît convenir que quand l'enfaut
bien placé, que l'orifice n'est pas assez dilaté,
la perte est peu abondante, et que la femme ¡
sente encore des ressources. Dans tout autre c
il faut que l'art termine promptement l'accouc
ment; quand bien même on parviendrait à arrê
l'hémorragie au moyen du tampon, on s'expo
rait à la voir reparaître en dérangeant les caill
pour terminer l'accouchement. On aurait alo
au moins perdu du temps, et prolongé les so
frances et les dangers de la femme.

ARTICLE III.

Quels sont les cas, dans les pertes de sa
dépendantes de l'attache du placenta au
utérin, où il faut terminer promptement l'
couchement?

Supposé que l'enfant soit mal placé, que
perte soit très-abondante, que la femme soit d
un état de faiblesse extrême, décolorée et pâ
l'on doit dans tous ces cas, d'après l'avis de t

les praticiens, terminer l'accouchement le plus promptement possible, pour sauver au moins la mère, si on ne peut toujours sauver l'enfant. L'observation journalière, qui nous en fait une loi expresse, nous prouve que si l'on s'écarte de ce précepte, on a le malheur de voir périr sous ses yeux deux victimes à la fois; dans une pareille circonstance, l'on ne doit point avoir égard au terme de la grossesse, il faut terminer l'accouchement à toutes les époques, en prenant toutes les précautions dictées par la prudence et par la sagesse, et après avoir prévenu les parens sur tous les dangers que vont courir la mère et l'enfant.

Les observations sur lesquelles est fondée cette pratique sont en très-grand nombre, et tous les ouvrages, même ceux de Mauriceau, nous en fournissent de très-intéressantes, auxquelles j'en joindrai quelques-unes que m'a fourni ma pratique.

Dixième observation.

Mauriceau (*Obs.* 68e, pag. 57), accoucha une femme à terme, qui avait depuis un mois une perte de sang continuelle, occasionnée par le décollement du placenta, qui se présentait, dit-il, le premier (c'est-à-dire qu'il était vraisemblablement implanté au col de la matrice). D'après la remarque de l'auteur, cette perte n'était devenue très-abondante et avec des caillots, que depuis six heures que le travail avait commencé. Il termina

l'accouchement par les pieds, et il préserva, d[
il, la mère et l'enfant du danger où ils étaient [
mourir à cause de la grande perte de sang.

Onzième observation.

Le même observateur (*Obs.* 59e) accoucha u[
femme grosse de six mois et demi, qui avait u[
si grande perte de sang depuis six heures, qu'el[
tomba en faiblesse ; il se décida à l'accoucher [
suite ; mais l'orifice n'étant pas assez dilaté, il
dilata peu à peu, jusqu'à ce qu'il pût y introdui[
la main ; il termina l'accouchement, par les pied[
d'un enfant vivant, et sauva la mère. Le placen[
se présentait le premier à l'orifice.

Il paraît que ces deux femmes auraient péri, [
elles n'avaient été secourues à temps. La derniè[
observation nous donne une idée de la méthode [
Puzos.

Douzième observation.

Aman (*Accou. lab.*, de Levret, p. 52) ra[
porte qu'une femme grosse de sept mois et dem[
avait une perte de sang si considérable depu[
douze jours, que plusieurs accoucheurs n'avaie[
osé entreprendre de l'accoucher. Il la touch[
trouva le placenta à l'orifice interne, termina l'a[
couchement, et fut assez heureux que d'amen[
par les pieds un enfant vivant, et sauva la mère[

Treizième observation.

L'on trouve dans l'ouvrage de La Motte, plusieurs observations qui prouvent qu'on doit terminer promptement l'accouchement dans les pertes
abondantes qui menacent les jours de la mère et
de l'enfant. Il fait mention dans sa trois cent vingt-
deuxième, d'une femme qui avait une perte des
plus abondantes depuis deux heures. A son arrivée, il trouva le placenta qui venait d'être ex-
pulsé en partie, hors de la vulve par une forte douleur. Il en finit l'expulsion, et termina ensuite
l'accouchement par les pieds, d'un enfant vivant,
et sauva la mère.

Quatorzième observation.

L'ouvrage de Smellie nous offre quelques observations qui prouvent aussi tout le danger que
courent les mères et les enfans, lorsque le placenta
s'attache au col utérin. Nous nous contenterons
de rapporter la suivante (*lieu cité*, t. 5, pag. 177) :
une femme à terme fut atteinte d'une forte hémorragie, sans douleur et sans aucune apparence de
travail. L'auteur ordonna un opiat et le repos.
Mais deux heures et demie après, l'hémorragie
qui dépendait de l'attache du placenta au col de la
matrice, loin de diminuer, paraissait au contraire
augmenter, et menacer les jours de la malade. Vu
le grand danger, il termina l'accouchement par
les pieds, et sauva la mère et l'enfant.

Quinzième observation.

Parmi plusieurs observations du fameux Levr
(*lieu cité*, pag. 65), je choisirai celle de l'épou
de M. Le Seur. Cette femme grosse et à term
s'éveilla dans la nuit, se sentant très-faible et ba
gnée dans son sang. A son arrivée, Levret
trouva froide et sans connaissance ; après l'avo
un peu remise, il la toucha, trouva beaucoup c
caillots dans le vagin, et il les sentit en partie ;
découvrit ensuite l'orifice interne de la matric
bouché par le placenta, qu'il décolla du côté d
coccix ; il rompit les membranes, et tira l'enfa
vivant par les pieds.

Seizième observation.

Dans la matinée du premier octobre 1800,
fus appelé auprès de la femme Desclaux, habitan
de Tonneins, à terme de sa quatrième grossesse
les malheurs qu'avait éprouvé cette femme dar
toutes ses précédentes couches, l'avaient engagé
cette fois-ci à renoncer aux secours de la sage
femme (1). A mon arrivée la malade me dit rei
sentir quelques douleurs depuis deux jours, e
qu'elle perdait par intervalle, depuis le mêm

---

(1) J'avais déjà accouché cette femme trois fois de force
appelé toujours trop tard, je n'avais jamais pu sauver l'en
fant, dont la main, toutes les fois, était développée hors d
la vulve.

emps, mais principalement pendant la douleur.
e la touchai et je trouvai les parties externes bien
umectées, et l'orifice de la matrice assez dilaté
our permettre l'accouchement. La première
hose que je rencontrai à cet orifice, qui était très-
elevé et en arrière, fut un corps molasse, qui en
emplissait toute la circonférence. Pendant mes
echerches, la femme eut une forte douleur, et je
entis ce corps s'engager ; mais je ne distinguai ni
a poche des eaux, ni aucune partie de l'enfant.
près cet examen et réfléchissant à la perte qui
'était déclarée depuis le premier moment du tra-
ail, je restai convaincu que le placenta était atta-
hé à l'orifice interne de l'utérus. Etant fixé par la
ature de l'accouchement qui se présentait, j'in-
roduisis ma main droite dans le vagin, que je
irigeai du côté de la fosse éliaque gauche, et un
eu en arrière, parce que je crus appercevoir plus
e facilité de ce côté pour pénétrer dans la ma-
rice ; y étant parvenu, j'écartai le placenta de
ette fosse, en le repoussant doucement du côté
roit du bassin. Cela fait, je perçai la poche des
aux ; elles furent très-abondantes, et d'une cou-
eur rougeâtre. Après leur évacuation, je cher-
hai à reconnaître la position de l'enfant ; il pré-
entait l'épaule gauche dans la troisième posi-
ion (1). Ne pouvant abandonner cet accouche-

---

(1) Mes positions sont celles de M. Baudelocque.

ment aux soins de la nature, par rapport à la mauvaise position, j'allai chercher les pieds, et je terminai l'accouchement. Pendant cette opération
l'enfant rendit beaucoup de méconium ; il vint au
monde dans un état de mort apparente ; mais j'eus
cependant la douce satisfaction de le rappeler à
la vie, par les moyens qu'on emploie ordinairement en pareil cas. Les suites de la couche furent
très-courtes et très-heureuses. La mère a nourri
son enfant, et ils se portent encore aujourd'hui
très-bien l'un et l'autre.

Les différentes observations que je viens de
rapporter, nous démontrent qu'on peut souvent
sauver la mère et l'enfant par l'accouchement
pratiqué dans un temps convenable, tandis que
ce moment favorable passé, la mère et l'enfant
sont presque toujours les victimes de la négligence ou, disons plutôt, de l'ignorance. Quelques
observations rendront la chose plus sensible.

Dix-septième observation.

La Motte dit, dans sa trois cent vingt-unième
observation, l'on vint me chercher en très-grande
diligence, pour une dame qui demeurait à deux
lieues de cette ville, et qui avait une violente perte
de sang, sur le dernier mois de sa grossesse. Cette
perte fut si abondante, dit-il, qu'il trouva la
femme morte à son arrivée. L'auteur dit dans
ses réfléxions, qu'il ne doute pas que s'il eût été
à portée de secourir la dame, il ne l'eût sauvée

(43)

Dix-huitième observation.

Smellie rapporte (dans son *Traité d'Accouche-mens*, tome 3, p. 175), que M. Mudge, appelé vers les onze heures du matin, pour une femme presque à terme, qui depuis six heures perdant son sang, croyait perdre des eaux, tant la perte était considérable, point de douleurs ; M. Mudge la trouva sur son lit, le corps pâle et d'une couleur livide, couverte d'une sueur gluante, et presque sans pouls. On lui montra un pot de chambre plein de sang. Il introduisit sa main dans le vagin, trouva le placenta à l'orifice utérin, et l'enfant présentant la tête, qu'il repoussa, il alla chercher les pieds, et termina l'accouchement. La femme délivrée, la perte s'arrêta ; mais elle mourut une demi-heure après. Cette femme secourue plutôt, aurait pu survivre à cet accident.

En lisant les observations des deux auteurs que je viens de citer, l'on voit que lorsqu'ils ont été appelés trop tard dans de pareilles hémorragies, ils ont presque toujours perdu l'enfant, et quelquefois la mère. Le Roux en donne aussi quelques exemples dans ses ouvrages sur les pertes. L'observation suivante a beaucoup de rapport à celle de M. Mudge :

Dix-neuvième observation.

Je fus appelé le vingt-deux août 1795, vers

les deux heures après midi, à une lieue de Tonneins, pour donner des secours à la femme du
nommé Vignau, laboureur, à terme de son troisième enfant, et éprouvant depuis trois jours,
les douleurs qui précèdent l'accouchement; elle
avait, depuis huit jours, une perte très-abondante,
survenue tout à coup sans cause apparente; cette
perte fut d'abord si peu de chose au commencement, qu'elle ne l'empêcha pas de continuer ses
travaux ordinaires de la campagne, jusqu'au moment où elle commença à ressentir les douleurs
de l'enfantement. Elle redoubla avec les douleurs,
et les parens effrayés de cet état, envoyèrent chercher la sage-femme, qui la toucha, et qui n'ayant
encore rien trouvé de préparé pour l'accouchement, s'endormit dans une fausse sécurité sur le
bord de l'abîme ouvert sous les pieds de la malade. En attendant l'événement, deux jours se pas-
sèrent ainsi; mais la nuit qui précéda celui de l'accouchement, les douleurs furent très-vives et la
perte très-abondante, d'après le rapport de la
sage-femme, et quoique l'accouchement lui parût
très-éloigné, la poche des eaux perça cependant
dans la matinée. A cette époque la malade conservait encore assez de force pour se lever et se pro-
mener; mais le moment d'après, la perte fut si
abondante, que les femmes qui étaient auprès
d'elle, me dirent qu'elle avait fait un ruisseau
de son sang dans sa chambre. Vers les onze heures
du matin, elle perdit entièrement ses forces avec

son sang, et se trouva mal. La sage-femme ne sa-
chant plus que faire, demanda du secours. J'arrivai vers les deux heures après midi ; je trouvai
la malade presque sans pouls, décolorée, couverte
d'une sueur froide, et la perte presque arrêtée
(faute de sang sans doute) ; la sage-femme me dit
que l'enfant était si haut, qu'elle ne pouvait le
toucher. D'après tout ce que je venais d'apprendre,
je crus pouvoir pronostiquer que cette perte venait de la position et du décollement du placenta.
Je proposai, en conséquence, de terminer l'accouchement, comme le seul moyen propre à sauver la mère. Les parens ayant déféré à ma proposition, j'introduisis ma main droite assez facilement jusqu'à l'orifice externe de l'utérus, que je
trouvai très-relevé, mais bien dilaté : le placenta
implanté à la circonférence de son orifice interne,
était décollé dans presque toute son étendue. Je
glissai ma main entre ce corps et la fosse iliaque
gauche, et je parvins jusqu'à l'enfant, qui présentait la partie antérieure de la poitrine dans la quatrième position ; j'arrivai assez facilement aux
pieds, et je terminai l'accouchement. L'enfant était
mort même depuis quelque temps. La malade revint à elle, et nous parla. Après l'avoir laissé re-
poser un moment, je la fis mettre à sec, et je lui
fis donner un peu de bouillon. Une demi-heure
après, elle était assez bien pour son état, et son
pouls s'était un peu relevé ; mais tout ce mieux que
j'avais apperçu se termina par la mort, deux ou

trois heures après mon départ. Ne pourrais-je pas ici faire la même réflexion que La Motte, c'est-à-dire, qu'appelé plutôt, j'eusse pu sauver la mère?

Vingtième observation.

Je fus appelé le dix-huit octobre 1795, auprès de l'épouse du sieur Richardeau, habitant de la ville de Clairac, à une lieue de mon domicile. Cette femme à terme de son dixième enfant, avait, par intervalles, depuis environ quinze jours, une perte quelquefois très-abondante, mais principalement depuis le commencement du travail. On ignorait la cause de cette perte, qui avait entièrement cessé depuis environ deux heures, sans que rien annonçât l'accouchement, me dit la sage-femme. Je proposai à la malade de me permettre de la toucher, pour savoir où en était le travail; elle me témoigna de la répugnance, et me dit que puisqu'elle ne perdait plus, rien n'annonçait encore l'accouchement, qu'elle était tranquille. Elle me suppliait en grâce, d'attendre à un autre moment, si elle en avait besoin.

La perte ne reparut que le vingt-huit, dans l'après-midi, mais très-abondante, et la malade perdait visiblement ses forces. Les eaux s'évacuèrent à l'entrée de la nuit, et je fus demandé vers les dix heures du soir. Je trouvai la malade bien souffrante et bien résignée à faire tout ce que je voudrais. En la touchant, je trouvai le vagin plein de caillots de sang, et l'orifice utérin très-peu dilaté, dans lequel je rencontrai un corps molasse qui en fermait l'entrée, et que je pris pour le placenta. Je dilatai cet orifice avec tout le ménagement possible, et j'y introduisis peu à peu tous les doigts, et ensuite la main, que je dirigeai du côté de la fosse iliaque gauche, où je trouvai le placenta assez décollé, pour me permettre d'entrer dans la matrice. Y étant parvenu, non sans de grandes difficultés, je cherchai à reconnaître la véritable position de l'enfant ; il présentait la région ombilicale dans la troisième position. L'extrémité inférieure droite, mêlée avec les supérieures et le cordon, reposait sur le placenta, et l'extrémité inférieure gauche, très-écartée de la droite, se trouvait au-dessus de la saillie du sacrum du côté droit.

Ayant trouvé quelque facilité à saisir le pied droit, qui s'était niché, pour ainsi dire, dans l'épaisseur du placenta, je l'amenai dans le vagin, j'allai ensuite chercher le gauche, et je terminai l'accouchement d'un enfant mort depuis quelque temps, car l'épiderme s'en séparait. La mère fut délivrée, le placenta était entièrement détaché, et même engagé dans l'orifice. Sa convalescence fut longue et pénible. Cet accouchement, terminé plutôt, aurait donné quelque espoir de sauver l'enfant.

Vingt-unième observation.

Le seize avril 1807, vers les six heures du matin, je fus appelé à un quart de lieue de la ville, auprès de l'épouse du nommé Joly, forte, robuste, et d'un tempérament bilieux, à terme de sa quatrième grossesse. Elle éprouvait de loin en loin quelques petites douleurs depuis trois heures du matin. Lorsque je fus rendu auprès d'elle, la sage-femme me dit qu'il existait une perte abondante depuis le commencement du travail, que cette perte augmentait pendant la douleur, et que l'on ignorait sa cause. Cette perte avait déjà paru il y avait un mois, et avait disparu après deux jours, sans l'emploi d'aucun moyen. D'après ce récit, je crus pouvoir attribuer la cause de cette hémorragie à l'attache du placenta à l'orifice utérin. Pour m'en assurer, je touchai la femme; dans mes recherches, je trouvai quelques caillots dans le vagin, et un corps molasse à la partie antérieure et supérieure de ce canal, qui bouchait presque l'orifice utérin; celui-ci parut dilaté de la grandeur d'un écu de six livres. Les parties molles externes étaient peu préparées et peu humectées; la perte était très-modérée dans ce moment-là, et les douleurs faibles et éloignées. La tête située au-dessous du détroit abdominal, était dans la première position.

Vu l'état des forces de la malade, le peu de préparation des parties molles pour l'accouchement, l'absence presque totale des douleurs, la grande diminution de la perte, et la bonne posi- tion de la tête, je crus devoir renvoyer à un autre moment la terminaison de l'accouchement. Je revins chez la malade trois ou quatre heures après, et la sage-femme m'apprit qu'il avait reparu quelques douleurs, plus longues, plus fortes, plus rapprochées, et que la perte avait paru redoubler depuis ce moment-là. Un nouvel examen me fit connaître que les parties molles étaient mieux préparées, et la perte plus abondante. Toutes ces considérations jointes à ce que la femme perdait ses forces, me décidèrent à terminer l'accouchement par les pieds pour sauver la mère et l'enfant, qui vraisemblablement auraient été l'un et l'autre victimes d'un trop long retard. La femme en position, j'introduisis la main dans le vagin, où je trouvai encore des caillots que je sortis; je parvins ensuite dans la matrice, en portant ma main du côté de la fosse iliaque gauche, où le placenta n'offrait aucun obstacle; je trouvai la tête, comme je l'ai déjà dit, dans la première position, et le placenta encore attaché en partie à l'orifice interne de l'utérus; parvenu aux pieds, je les dégageai, et je terminai l'accouchement d'une fille très- volumineuse, mais morte, je le présume forte- ment, pendant le travail, par le peu de rapport qu'il y avait entre son volume et les dimensions

4

du bassin de la mère; malgré que j'eusse employ
toute la douceur et tout le ménagement possib
pour terminer cet accouchement, que j'eusse aba
donné aux soins de la nature, après avoir dégag
les pieds, s'il y avait eu quelques douleurs, o
que la perte eût cessé, ou du moins sensiblemer
diminué; ce qui aurait dû avoir lieu par la com
pression qu'exerçait le corps de l'enfant sur le
vaisseaux ouverts.

Quelque temps après, je délivrai la femme. L
placenta était, en grande partie, détaché de la ci
conférence de l'orifice interne, le reste était en
core un peu adhérent à la face interne, antérieur
et latérale droite de l'utérus; la femme qui éta
très-faible, éprouva plusieurs syncopes dans l'e
pace de deux heures; le pouls était petit et len
et disparaissait quelquefois presque entièremen
Elle était de temps en temps sortie de cet état pa
des coliques qui augmentaient la perte. L'après
midi, l'estomac se fortifia, le pouls se releva u
peu, et la malade se trouva mieux. La nuit fu
bonne, point de faiblesses, moins de coliques e
de perte; cependant, presque pas de sommei
L'état de la malade s'améliora tous les jours; e
elle fut bientôt remise.

Toutes les observations que je viens de rappo
ter, ainsi qu'un grand nombre d'autres, nou
prouvent que lorsque la perte qui dépend du dé
collement du placenta implanté au col utérin
est très-abondante, et la nature impuissante, i

aut non-seulement que l'art vienne à son secours,
mais encore qu'il y vienne à temps, sans quoi il
ne reste à celui qui est appelé trop tard, que des
regrets de n'avoir pu arracher une et souvent
deux victimes des bras de la mort.

SECOND MÉMOIRE

*Sur les accidens que peuvent produire les vices
du cordon ombilical dans l'accouchement
relativement à la mère et à l'enfant.*

~~~~~~~~~~

Le cordon ombilical, trop long ou trop court
peut quelquefois occasionner des accidens graves
reconnus de tous les temps et de tous les praticiens (1). Trop long, il peut faire une ou plusieurs
circonvolutions au tour du cou et même du corps
de l'enfant, et occasionner, dit-on, par cette disposition, son étranglement. Il peut encore se
nouer, même dans plusieurs endroits, et même
être comprimé par quelque tumeur dans la matrice, mais plus souvent entre les os du bassin et
la tête de l'enfant, et faire périr ce dernier par
l'interruption de la circulation. Trop court, il peut
occasionner une perte mortelle à la mère par le
décollement du placenta, et faire ainsi périr secon-
dairement l'enfant.

---

(1) *Voyez* les ouvrages d'Ambroise Paré, de Mauriceau,
de Devinter, d'Arthur, de Smellie, de La Motte, de Levret,
de Baudelocque, de Gardien, etc.
~~~~~~~~~~

(53)

Ce serait ici le lieu de décrire le cordon ombilical; mais assez d'auteurs ayant rempli cette tâche, je me contenterai de dire que c'est une corde vasculaire qui s'étend du placenta à l'enfant, composée de trois vaisseaux, de deux arteres et d'une veine, qui se contournent l'une sur l'autre en spirale. Les premières tirent leur origine des hypogastriques, et la dernière naît, par plusieurs ramifications, du placenta. Ces trois vaisseaux sont enveloppés par une gaîne commune fournie par le chorion et l'amnios. Ce cordon établit, non-seulement la communication de la mère à l'enfant, mais il est encore le conducteur du principe de vie pour ce dernier, et remplit par conséquent une fonction essentiellement vitale. Mais il importe pour la matière que nous traitons, de bien connaître les différentes variations de sa longueur.

Tous les accoucheurs savent que la longueur du cordon ombilical varie beaucoup, puisqu'elle peut avoir depuis deux pouces huit à neuf lignes, jusqu'à cinquante-sept pouces; Mauriceau l'a même vu de cinquante-neuf, et M. Morlanne, de cinq pieds : mais sa longueur ordinaire est de vingt à vingt-deux pouces; il n'y a que M. Raulin qui l'ait portée à quatre pieds (*de la Cons. des Enf.* tome i, p. 83); cette longueur, est, dit-il, nécessaire pour faciliter les mouvemens de l'enfant. Dans un autre endroit du même ouvrage, il pousse la chose bien plus loin, en citant une observation de Hildan sur un avortement de huit mois, d'un fœtus mort;

l'on fit, dit-il, des recherches exactes pour en dé
couvrir la cause, et on ne la trouva que dans
peu de longueur du cordon ; *quoiqu'il eût dou*
pouces, au lieu de quelques aunes qu'ils doive
avoir. Je ne sais chez quelles femmes M. Raulin
pratiqué les accouchemens, pour avoir trouvé le
cordons ordinaires de cette longueur ; car l
disproportion de sa mesure avec celle fixée pa
tous les accoucheurs, et qu'on vérifie tous les jou
dans la pratique, est trop grande, pour ne pa
voir que si cet auteur a pratiqué les accouché
mens, il avait le coup d'œil extraordinaire,
qu'il n'a jamais mesuré des cordons; mais pa
bonheur que ceci ne peut tirer à conséquence.

En attendant qu'une plume plus exercée et mieu
guidée par des faits pratiques, que la mienne, s'o
cupe de tous ces objets, je vais hasarder de fai
part de quelques données que m'ont suggéré
des observations relatives aux vices du cordo
ombilical, et aux accidens qu'ils peuvent pr
duire. Nous examinerons ces vices sous les quat
points de vue suivans :

1.º Les circulaires du cordon ombilical auto
du cou de l'enfant, peuvent-ils dans quelques c
retarder le travail, porter obstacle à l'accô
chement, et occasionner quelquefois l'étrangl
ment du fœtus ?

2.º Le cordon ombilical peut-il se nouer, ta
que l'enfant est encore renfermé dans le sein de
mère, et causer sa mort ?

5.º La compression du cordon ombilical peut-elle causer la mort de l'enfant ?

4.º Le défaut de longueur du cordon ombilica peut-il occasionner des accidens graves et causer la mort de la mère ?

ARTICLE PREMIER.

Les circulaires du cordon ombilical, autour du cou de l'enfant, peuvent-ils, dans quelques cas, retarder le travail, porter obstacle à l'accouchement, et occasionner quelquefois l'étranglement du fœtus ?

Pour mettre plus d'ordre et plus de méthode dans la description des accidens que peut occasionner cette disposition du cordon ombilical, nous diviserons cet article en deux paragraphes.

PARAGRAPHE PREMIER.

Les circulaires du cordon ombilical autour du cou de l'enfant, peuvent-ils, dans quelques cas, retarder le travail et porter obstacle à l'accouchement ?

La plupart des auteurs qui ont écrit sur l'art des accouchemens jusqu'à nos jours (1), ont pensé que le cordon ombilical, rendu trop court par les circulaires qu'il fait autour du cou de l'enfant;

____

(1) Tous ceux déjà cités, excepté MM. Baudelocque et Gardien.

porte souvent obstacle à l'accouchement en retenant la tête. D'après cette hypothèse, ils ont tous proposé différentes manœuvres pour y remédier : mais la plus ridicule et en même-temps la plus téméraire et la plus dangereuse de toutes, c'est celle d'Astruc (*Art des Accou.*), qui conseille, sans donner aucun signe de cette disposition, d'y remédier de suite, avant que l'enfant ne s'engage au passage ; en faisant coucher la femme à la renverse sur son dos, pour pouvoir repousser la matrice dans le ventre, et l'enfant dans le fond de ce vicère, afin de faire passer, s'il est nécessaire, une ou deux fois le cordon pardessus la tête, et en débarasser son cou : après quoi, dit-il, il n'y aura qu'à conduire l'accouchement selon les règles ordinaires. Mais comment y parvenir tant que l'enfant est au-dessus du détroit abdominal, et ordinairement renfermé dans ses membranes ? faut-il donc les déchirer si elles ne le sont pas, introduire ensuite la main dans la matrice, et aller non-seulement fatiguer la mère, mais encore l'exposer à une foule d'accidens très-graves ainsi que son enfant ? Cette doctrine n'a pas besoin d'être combattue, chacun en sentira le ridicule et le danger. Cependant, donnée par un homme qui s'est fait un grand nom en médecine, elle pourrait bien être adoptée par des hommes sans expérience, et qui ne s'auraient peut-être pas, qu'Astruc, n'a jamais connu la pratique des accouchemens ; et que par conséquent son livre ne peut-être que le résultat des spéculations du cabinet, et non des faits, qui seuls peuvent dicter de bons pricipes dans cette partie de l'art de guérir.

La Motte propose de couper le cordon, la tête étant encore renfermée dans l'excavation du bassin (*Art. des Accou.*, p. 478), d'aider la femme en introduisant aussi avant que possible l'extrémité des doigts pour embrasser la tête ; comme on le fait aujourd'hui plus commodément et plus sûrement avec le forceps, inconnu à ce grand praticien, et la tirer au déhors pendant les douleurs de la femme. Cette manœuvre, qui nous parait impossible à exécuter par la difficulté qu'on éprouverait à introduire les doigts des deux mains, entre la tête et les os du bassin, ne pourrait qu'être nuisible et retarder l'accouchement, en enlevant l'enduit muqueux si nécessaire pour faire glisser la tête de l'enfant. Cependant, toute mauvaise qu'elle est, elle nous laisse appercevoir un grand fonds de génie dans l'auteur, et nous prouve qu'il avait une idée de la manière dont devait agir un jour le forceps. Voilà le praticien éclairé que la nécessité force souvent à inventer des manœuvres, auxquelles l'homme le plus savant, n'aurait jamais pensé dans le fond de son cabinet.

Jean Burton (*Trad. p. le Moine.*), pense comme La Motte, qu'on doit aller couper le cordon ombilical jusque dans l'utérus. Ce procédé

me paraît aussi dangereux que difficile ; car, en
effet, comment pouvoir non-seulement passer les
ciseaux, mais encore la main, pour les conduire
sur la partie dont-on doit faire la section. D'ailleurs est-on assuré que l'accouchement se termi-
nera bientôt après, pour oser tenter ce moyen
puisqu'il peut-être retardé par un grand nombre
d'autres causes ? Je conclus qu'on ne doit point
faire cette opération, quand bien même elle
serait possible, et qu'on aurait des signes certains
de cette disposition du cordon.

M. Baudelocque (*Art. des Accou.*, tom. 1er.
p. 168, 211 et 382), d'après ses connaissances
profondes et le grand nombre de faits que lui
a fourni sa pratique, croit au contraire, qu'il n'y
a pas de cas où la nature ne puisse se suffire à elle-
même. D'ailleurs, dit-il, comment deviner cette
disposition, tant que l'enfant est encore renfermé
dans le sein de la mère. Les signes que les auteurs
nous donnent, et qui se réduisent à un espèce de
mouvement de rétraction de la tête après la douleur, sont très-équivoques et ne connaissent
pour cause, dit cet auteur, que l'élasticité du pé-
riné et celle des os du crâne de l'enfant. Et quand
bien-même, dit-il encore, nous connaîtrions cette
disposition, on ne peut y remédier qu'après la
sortie de la tête. Les principes de cet accoucheur
célèbre, sont confirmés par un grand nombre d'observations ; mais principalement par celle-ci.

Première observation.

Mauriceau rapporte (*Obs.* 153), qu'une femme accoucha naturellement d'un enfant qui avait plusieurs tours de cordon autour du cou, ce qui retarda de beaucoup, dit-il, l'accouchement. Une autre accoucha aussi naturellement, après avoir souffert pendant deux jours entiers des douleurs très-fortes, d'un garçon qui avait le cou embarrassé par le cordon. Il fait aussi mention d'une troisième, qui resta trois jours dans un travail laborieux, quoique l'enfant fut bien placé, la tête resta longtemps à la même place, et l'enfant qui avait deux tours de cordon autour du cou, vint naturellement au monde.

En lisant attentivement les différentes observations de Mauriceau, l'on voit que cet auteur a constamment reconnu que, toutes les fois que le cordon étoit raccourci par des circulaires autour du cou de l'enfant, l'accouchement était toujours plus ou moins retardé, et qu'il dit, dans ces cas seulement, que les douleurs étaient coupées, c'est-à-dire, vraisemblablement, que l'enfant descendait au commencement de la douleur, pour remonter vers la fin. Ce qui nous confirme dans cette idée, c'est, ce que dit cet auteur (tom. 1.er, p. 261) : « Le travail des femmes est prolongé et » rendu fort laborieux, lorsque l'enfant a le col » ou quelqu'un de ses bras embarassés du cor-

» don ombilical, ce qui fait que les douleurs au-
» lieu de rendre en bas, rejaillissent vers les
» reins, car pour lors la douleur ne peut pousser
» l'enfant en bas, sans que le cordon qui est beau-
» coup raccourci, quand le col est ainsi entouré,
» ne tiraille en même temps le délivre, et ne fasse
» rejaillir, comme je viens de dire, la douleur
» dans le ventre ou vers les reins. »

Deuxième observation.

La Motte (*Obs.* 155), appelé auprès d'une
femme en travail, dont les douleurs étaient très-
fortes et très-rapprochées, observa que l'enfant
bien placé, était poussé au couronnement à chaque douleur, et que la tête rétrogradait aussi-tôt
qu'elle cessait. Cependant, à force de douleurs,
l'accouchement se termina d'une fille vivante,
qui avait un tour de cordon autour du cou, il passait ensuite sous l'aisselle, en forme d'écharpe et
revenait faire un second tour sur le cou. Il dit
dans une autre observation (*Obs.* 249), que l'enfant étant trop avancé pour le repousser, il abandonna le travail à la nature, et l'enfant naquit
avec trois tours de cordon autour du cou.

Eckard (*Accou.*, p. 11), rapporte qu'on a vu
un cordon, faire sept fois le tour du cou de l'enfant.

Troisième observation.

Le 16 juillet 1800, je fus appelé à deux heures après minuit, auprès de madame B...., de Tonneins ; cette dame bien conformée, d'un tempérament nerveux et très-sensible, à terme de sa première grossesse, s'éveille à une heure après minuit, sans douleurs, au moment qu'elle perdait les eaux de l'amnios, ce qui l'effraya beaucoup. Les douleurs de l'accouchement ne commencèrent à se faire sentir qu'à cinq heures du matin, encore très-faiblement. A huit heures elles devinrent plus fortes et plus rapprochées ; l'enfant était bien placé, et dans la première position de la tête. Les douleurs augmentèrent progressivement jusqu'à une heure après midi, et amenèrent la tête dans l'excavation du bassin. Depuis ce moment, jusqu'à quatre heures où l'accouchement se termina, quoique les douleurs fussent très-vives très-longues et très-rappochées, la tête ne faisait presque pas de progrès sensibles pour sortir ; vivement poussée pendant les douleurs, elle remontait de suite à leur cessation avec une espèce de secousse : cependant, à force de patience et de douleurs, elle franchit enfin naturellement le détroit inférieur. L'enfant, qui était un garçon bien portant, avait quatre tours de cordon autour du col. La portion libre de ce cordon était si courte, que j'eus beaucoup de peine à faire passer la tête dans la première anse : vraisemblablement que le retard de cet accouchement ne fut occasionné que par cette disposition du cordon.

Quoiqu'il me soit arrivé plusieurs fois de recevoir des enfans qui avaient plusieurs tours de cordon autour du col, et qui ne venaient naturellement au monde qu'après avoir fait souffrir à la mère des douleurs très-violentes et quelquefois très-longues, j'en ai vu aussi, dans de pareils cas, y venir très-promptement, et sur plusieurs observations que m'a fourni ma pratique, je ne rapporterai que les deux suivantes.

Quatrième observation.

Madame G..... accoucha naturellement le vingt-cinq mai 1799, dans l'espace d'une heure, d'un enfant à terme et vivant, qui avait trois tours de cordon autour du cou.

Je dois dire aussi que, dans de pareils cas, j'ai toujours trouvé la partie libre du cordon assez longue pour permettre sans doute à la tête d'avancer sans éprouver beaucoup de difficultés. Ces difficultés, comme on le sent bien, doivent être proportionnées au défaut de longueur du cordon. L'observation suivante nous prouve cependant encore que l'accouchement peut se faire promptement, quoique le cordon ombilical soit accidentellement trop court :

Cinquième observation.

Madame Gondes, de Tonneins, à terme de sa troisième grossesse, souffrait quelques légères douleurs depuis l'après-midi, lorsqu'elle m'envoya chercher, le deux décembre 1805, vers les neuf heures du soir. A mon arrivée, les douleurs me parurent peu fortes, et si éloignées que vers les onze heures je lui conseillai de se coucher. Elle resta au lit environ une heure : les douleurs augmentèrent et se rapprochèrent, et elle se releva pour se mettre sur une chaise longue ; le moment d'après elle eut deux ou trois douleurs, et accoucha naturellement d'une fille bien portante. Cette enfant avait environ deux tours et demi de cordon autour du cou, et ce qui restait de libre était si court que le corps de l'enfant seulement ayant franchi la vulve en même temps que la tête, il me fut impossible de faire passer cette dernière dans l'anse ; ce qui me décida à couper le cordon de suite, sans faire la ligature, que je fis immédiatement après, comme le conseille Baudelocque (*Princ. des Acc.*, p. 141). Gardien est du même avis. Si le défaut de longueur du cordon, dit cet auteur, dépend de son entortillement autour du cou, l'enfant est exposé à être étranglé, ou à naître apoplétique. Pour prévenir ces accidens, on conseille de faire passer les circulaires par dessus la tête ; mais si on ne peut y réussir, il faut couper le cordon. Cette observation a quelque rapport avec la deux cent soixante-douzième de La Motte, que nous aurons occasion de rapporter plus bas.

Lorsque le cordon ombilical, dit Leroux (*Pert.*, pag. 74), est plus court qu'il ne doit être, soit naturellement, ou parce qu'il entoure quelque partie de l'enfant, on peut s'en appercevoir pendant l'accouchement. Après l'écoulement des eaux, la tête de l'enfant ne s'engage que lentement dans les détroits du bassin : elle y parvient enfin; mais les douleurs les plus vives ne la font avancer que médiocrement, et à la fin de chaque douleur on s'apperçoit qu'elle remonte sensiblement. Levret (*Art. des Acc.*, p. 106), paraît avoir observé la même chose, puisqu'il dit : Si l'accoucheur porte le doigt dans le vagin, il sent manifestement, à la fin de chaque douleur, remonter tout à coup la tête de l'enfant, au lieu de s'avancer, quoiqu'il semble à chaque douleur utérine que cette tête aille sortir de la vulve. La Motte a observé le même phénomène. Pasta dit (*Pertes,* pag. 29), que la longueur excessive du cordon, lorsqu'il fait des tours autour du cou de l'enfant, gêne le mécanisme de l'accouchement.

Nous dirons cependant que quand on pourrait toucher avec le doigt les circulaires autour du cou, l'on ne jugerait que très-imparfaitement de la longueur du cordon qui reste libre, puisqu'il peut faire depuis un jusqu'à sept tours autour du cou, comme nous l'avons rapporté. Il peut aussi, après avoir fait plusieurs circulaires sur le cou, en faire autour du corps. D'après ses dispositions, il peut rester assez long, quoiqu'il fasse plusieurs circulaires; car, par exemple, dans le cas où il faisait sept tours autour du cou, il aurait été sûrement assez long s'il n'en avait fait que trois ou quatre, et même cinq, ainsi de suite, en diminuant toujours le nombre des circulaires pour augmenter sa longueur.

Nous venons de rapporter la diversité d'opinions des auteurs qui ont traité cette matière : les uns, tels que Mauriceau, Astruc, La Motte, Levret, Burton, Leroux, etc., pensent que cet accident est dans le cas de retarder l'accouchement, et ont donné des signes propres à le faire connaître; les autres, tels que Baudelocque, Gardien, etc., en réfutant cette assertion, disent que cette rétraction et cette secousse de la tête, que ces praticiens donnent comme un signe certain, ne dépend que de l'élasticité du périnée et des os du crâne de l'enfant. Quelques-uns des premiers, croyant appercevoir de grandes difficultés pour la terminaison naturelle de l'accouchement, ont conseillé, comme nous l'avons déjà dit, de couper le cordon ombilical, lors même que l'enfant est encore renfermé dans le sein de la mère; et tous, de mettre l'art à la place de la nature, dans certains cas, par bonheur très-rares. Les autres, au

contraire, improuvant toute espèce de manœuv
mettent toute leur confiance dans les ressour
de la nature et dans les forces de la mère. Q
dire pour ou contre l'autorité de tous ces gra
hommes, sinon que les uns nous paraissent ti
entreprenans, et les autres peut-être trop co
fians. Gardons-nous, cependant, de donner une
cision positive contre les uns ni contre les autr
rapportons seulement les faits, tels qu'ils ont
lieu; et la postérité, riche de nos observations
des siennes, prononcera avec plus de connaissan
de cause sur une matière aussi importante. No
nous permettrons cependant quelques réflexio
tirées des observations que nous allons rapporte
sans prétendre rien préjuger sur le fond de
question.

Quoique nous convenions avec messieurs Ba
delocque et Gardien de regarder comme un sigi
équivoque, la rétraction prompte et subite de
tête, après chaque douleur, rapportée par pre
que tous les auteurs praticiens, et que nous avo
observée nous-même, nous remarquerons ceper
dant que la tête de l'enfant ne remonte dans l
cas ordinaires, suivant ces auteurs, après les dou
leurs, que lorsqu'elle est principalement au mo
ment de franchir la vulve; au lieu que dar
l'autre cas, c'est-à-dire, lorsque le cordon es
trop court, elle remonte, quoiqu'elle soit quel
quefois encore très-haute; pour lors l'élasticité d

périhée ne peut concourir en rien à cette rétrac-tion qui est d'ailleurs, pour l'ordinaire, beaucoup plus marquée.

D'après ces considérations nous pensons que, lorsque les signes dont nous avons fait mention, se trouvent réunis à la longueur et à la violence des douleurs qui redoublent sans cesse depuis longtemps, et toujours sans succès, quoique l'en-fant soit bien placé, et qu'il n'ait aucun vice de conformation non plus que la mère ; que les eaux de l'amnios se soient écoulées depuis peu, et que les parties molles de la génération, tant internes qu'externes, soient bien préparées à livrer pas-sage à la tête : tous ces signes réunis, dis-je, peu-vent nous faire soupçonner cette disposition du cordon, et nous autoriser, s'il se déclare quelque accident, ou si la longueur et la violence du tra-vail est telle qu'on ait à craindre qu'il n'épuise la femme, à venir dans ce cas seulement, au se-cours de la nature en terminant l'accouchement au moyen du forceps. Les observations suivantes nous semblent venir à l'appui de cette doctrine.

Sixième observation.

Smellie (tome 2, p. 492), donna des secours à une femme chez laquelle, après la rupture des membranes, la tête de l'enfant descendit jusqu'au milieu du bassin ; mais ayant été chassée plus bas par deux ou trois douleurs, elle continua de descendre et de remonter alternativement pendant plusieurs heures. (Point de vice de conformation). L'auteur croyant ne pouvoir attribuer cette cause qu'au peu de longueur du cordon, se décida à appliquer le forceps pour tenir la tête après chaque douleur, dans le lieu où cette dernière l'avoit poussée. La tête étant au moment de franchir le détroit inférieur, il sortit le forceps. Le cordon faisait deux tours sur le cou de l'enfant et un autour du bras. Le même auteur rapporte plusieurs autres cas semblables.

Septième observation.

M. Delpech, auteur de l'observation suivante (*Jour. de Méd. de Mont.*, tome 3, p. 39), dit qu'il accoucha le trois octobre 1803, une jeune personne robuste et bien conformée, chez laquelle les douleurs de l'enfantement s'étaient déclarées vers les sept heures du matin. L'orifice de la matrice était dilaté d'environ huit lignes et souple, les membranes se tendaient à chaque douleur; la tête de l'enfant était bien placée au détroit abdominal du bassin, et l'accouchement paraissait très-prochain.

A huit heures les eaux s'évacuèrent, et l'orifice était assez dilaté pour recevoir la tête qui s'y engagea et franchit le détroit supérieur. A neuf heures, la tête, toujours bien placée, occupait l'excavation du bassin, et les douleurs ralenties un moment, devinrent plus fortes et plus fréquentes dans l'espace d'une heure. Malgré ces fortes douleurs, la tête resta à la même place pendant trois heures, quoiqu'elle s'avançât de six à sept lignes à chaque douleur, pour reculer d'autant pendant l'intervalle.

Toutes les recherches faites pour savoir quelle pouvait être la cause d'un si grand retard, ne découvrirent rien, ce qui fit croire à l'auteur que la tête était vraisemblablement retenue par quelques circonvolutions du cordon ombilical autour du cou, et il aurait bien désiré examiner cette partie, mais ses doigts ne purent y parvenir. Comment aurait-il donc fait pour mettre en pratique le précepte des auteurs qui conseillent d'aller couper le cordon de l'enfant encore renfermé dans le sein de la mère ? Voyant le peu d'effet des douleurs, et craignant la mort du fœtus, l'accoucheur se décida à appliquer le forceps pour terminer l'accouchement. Après avoir fait l'extraction de la tête, il visita le cou, autour duquel il trouva cinq tours de cordon, qu'il défit, et l'enfant vécut.

Sur un certain nombre de faits de cette nature, qui se sont présentés à ma pratique, en voici un à peu près semblable, et qui nécessita aussi l'application du forceps.

Huitième observation.

Le dix-huit août 1803, je fus appelé vers les

cinq heures du matin, dans la commune de Verteuil, département de Lot-et-Garonne, à deux lieues de mon domicile, auprès de madame Brejou, âgée d'environ trente-six ans, d'un tempérament nerveux et très-irritable, à terme de sa première grossesse. Les douleurs de l'enfantement qui avaient commencé à se faire sentir à deux heures après minuit, devinrent si fortes, et se rapprochèrent tant vers les quatre heures du matin, que cette dame craignait d'accoucher seule et avant mon arrivée. Rendu auprès d'elle vers les sept heures du matin, je la touchai, je trouvai l'orifice de la matrice assez dilaté et souple, et la tête qui avait franchi le détroit abdominal, occupait l'excavation du bassin, l'occiput derrière l'arcade du pubis; mais toutes les parties molles externes étaient peu humectées, les eaux s'étaient écoulées peu à peu, au point que la malade ne s'en était point apperçue. La bonne position de l'enfant nous pronostiquait un accouchement naturel, et la force des douleurs nous le faisait regarder comme très-prochain. Ces douleurs se soutinrent avec la même force jusque vers les onze heures, et la tête me parut avancer un peu; mais elles disparurent à cette époque, et furent remplacées par des fausses et par un état nerveux qui fatigua beaucoup la malade, et laissa les choses dans le même état. (*Julep calmant*). Le spasme alla en diminuant jusque vers les six heures du soir, époque où il se réveilla quelques petites douleurs expultrices qui durèrent jusque vers les dix heures, et qui semblaient chaque fois devoir terminer l'accouchement. Malgré toutes ces bonnes dispositions, la malade souffrit par intervalles le reste de la nuit, sans que la tête avançât d'une ligne. Vers le point du jour les douleurs devinrent plus fortes et plus fréquentes, les parties molles externes s'humectèrent, mais la tête resta toujours à la même place, sans cependant être enclavée. C'est dans ce moment que cherchant quelle pouvait être la cause de ce retard, je m'apperçus et je sentis que la tête poussée avec force, baissait pendant la douleur et remontait de suite, même avec secousse, au moment qu'elle cessait d'être comprimée, plus qu'elle ne remonte dans les cas ordinaires. Voyant l'inutilité de ces douleurs, et la malade perdre espoir et ses forces, je crus devoir lui proposer, ainsi qu'aux parens, de terminer l'accouchement au moyen du forceps, afin de prévenir un grand nombre d'accidens; ce que je fis vers les sept heures du matin, et j'amenai, par ce moyen, une fille bien portante et qui vit encore.

Ayant eu quelque idée que le cordon seul pouvait bien être une cause du retard, aussitôt que la tête de l'enfant fut hors de la vulve, je visitai son cou, autour duquel je trouvai deux circulaires du cordon, et deux et demi autour de son corps, à la région ombilicale. Ce qui restait de libre de ce cordon était très-court, et devait beaucoup gêner l'enfant dans tous ses mouvemens. Du reste, tout se passa très-bien, et la mère fut bientôt remise.

Il ne faut pas cependant que les trois observations que nous venons de rapporter, fasse rien précipiter au jeune praticien ; il doit être, au contraire, continuellement sur ses gardes pour ne pas empiéter sur l'ouvrage de la nature, et se rappeler que les femmes, qui font l'objet des observations prises de Mauriceau et de La Motte, et celle de la cinquième observation de ce mémoire, ont accouché naturellement d'enfans vivans, après un temps plus ou moins long de souffrances. La dernière, surtout, de La Motte doit nous servir de modèle, puisque cet auteur se serait vraisemblablement décidé à terminer l'accouchement, s'il eût connu le forceps ; mais il l'ignorait, et l'enfant était trop avancé, pour qu'il pût aller chercher les pieds. Ainsi, je le répète encore, l'on ne doit terminer l'accouchement que lorsque tous les signes que nous avons rapportés, se trouvent réunis, et qu'il y a à craindre pour les jours de la mère ou de l'enfant. Il faut, surtout, se prémunir contre ce signe de rétraction, et ne pas le confondre avec celui qui a lieu après la douleur, par les raisons données par messieurs Beaudelocque et Gardien, signe qui ne se manifeste qu'au moment où la tête est prête à franchir le détroit inférieur, sans que le cordon oppose la moindre résistance. Dans ce dernier cas, si l'accoucheur touche la tête de l'enfant pendant la douleur,

(après que les eaux se sont écoulées) il la sent
s'avancer même avec force vers le périnée, et remonter après que la douleur a passé; mais pour
lors elle se retire lentement. D'ailleurs, lorsque
la douleur est bonne, elle ne revient pas ordinairement au point d'où elle était partie, au lieu que
dans le premier cas, elle se retire et remonte dans
l'instant même, comme nous l'avons déjà fait observer, avec une secousse plus ou moins forte,
selon que la portion libre du cordon est plus ou
moins longue; ce qui est relatif au nombre de tours
qu'il fait autour du cou et quelquefois autour du
corps de l'enfant, et elle revient ensuite, comme
nous l'avons remarqué, à la place qu'elle occupait
avant la douleur, au moins pendant un certain
temps, quoique les douleurs soient très-fortes et
très-rapprochées. Il y a donc une très-grande différence entre ces deux rétractions; et c'est cette
différence qui, jointe aux autres symptômes, doit
guider le praticien pour le choix des moyens à
mettre en usage.

M. Gardien qui n'admet pas, comme nous l'a-
vons déjà vu, dit (tome 2, p. 435), « qu'on a
» cru pendant longtemps qu'un cordon trop court
» ou entortillé autour du cou, empêchait la tête
» de descendre, ou que si elle descendait pendant
» chaque douleur, elle remontait aussitôt dans le
» moment de relâche, parce qu'elle était retirée
» par le cordon qui était trop court, et qui forcé
» de s'alonger pendant les efforts qui poussaient

» la tête en bas, se retirait sur lui-même lors de
» la cessation. »

Ne considérant pas le cordon comme élastique,
nous ne pensons pas qu'il puisse s'alonger pendant
la douleur, ni au moment où l'on termine l'accouchement ; mais voici comment nous concevons
que la chose se passe : lorsque le cordon est accidentellement trop court, la tête s'avance plus ou
moins, pendant la douleur, parce que, pendant sa
durée, la matrice est non-seulement refoulée en bas
par la puissance musculaire environnante, mais encore elle tend à revenir sur elle-même, à diminuer sa
capacité, et à embrasser exactement le corps qu'elle
renferme, de manière que le point fixe du cordon
se rapprochant du fœtus, lui permet d'avancer ;
mais la douleur cessant, la matrice et toutes les
parties environnantes revenant dans l'état où elles
étaient avant, et la tête n'étant retenue par aucune
puissance dans l'endroit où l'avait poussée la dernière douleur, est obligée de céder à la force qui
la retire, et de remonter à peu près à la place
d'où elle était partie, ce qui rend ordinairement
le travail long et pénible, et même quelquefois
l'accouchement impossible. Que doit faire l'art
dans une pareille circonstance ? Aider, selon nous,
la nature, lorsqu'elle paraît impuissante ; et comme
la tête est ordinairement dans l'excavation du bassin, lorsqu'on se décide à terminer l'accouchement,
ce n'est qu'au moyen du forceps qu'on peut venir

au secours de la mère et de l'enfant. Le forceps, dans cette circonstance, est un moyen dont l'art se sert pour fixer d'abord la tête, et la faire avancer ensuite peu à peu avec tout le ménagement possible, jusqu'à ce qu'elle dépasse la vulve, pouvant parvenir jusque-là sans accident, de l'aveu même de M. Gardien. La tête, ainsi dégagée, l'on examine le cou de l'enfant, et l'on coupe le cordon, s'il est nécessaire, avant de terminer l'accouchement. L'on abrége beaucoup, par ce moyen, les douleurs de la mère, et l'on n'expose point l'enfant à périr par la longueur du travail.

Je ne saurais assez répéter que la tête peut être retenue pendant plusieurs heures, quoique les douleurs soient très-fortes, presque à la même place, sans cause apparente, et l'accouchement se terminer très-heureusement par les seules forces de la nature : les observations suivantes en sont une preuve.

Neuvième observation.

Madame Lafargue, habitant la campagne à une lieue de mon domicile, bien conformée, à térme de sa première grossesse, commença à ressentir les douleurs de l'enfantement, le vingt-six mars 1799, vers une heure après minuit. Elles furent d'abord faibles et éloignées jusqu'à huit heures du matin. A cette époque elles se rapprochèrent, et devinrent plus intenses ; la tête bien placée était dans l'excavation du bassin ; elles furent très-vives et très-longues depuis neuf heures jusqu'à deux heures après midi que se termina naturellement et très-heureusement l'accouchement d'une fille bien portante, et dont le cordon était dans l'état naturel.

Dixième observation.

Madame Chanlet de la Parade, département de Lot-et-Garonne, grande, bien conformée et bien faite, à terme de son premier enfant, ressenti quelques légères douleurs dans la matinée d dix-huit février 1800, qui continuèrent pendan la nuit suivante ; mais il n'y en eut presque pa dans la journée du dix-neuf. Le vingt elles furen fortes par intervalles, et la tête bien placée commençait à occuper une partie de l'excavation du bassin. La nuit du vingt au vingt-un elles furen longues et violentes, et beaucoup plus rapprochées vers les huit heures du matin ; malgré ce travail, la tête s'avançait très-lentement, cependant l'accouchement se termina naturellement vers midi, d'un garçon vivant et bien portant dont le cordon était dans l'état naturel.

Onzième observation.

Madame M..... de Castel-Jaloux, département de Lot-et-Garonne, grande, robuste et bien conormée, accoucha naturellement le vingt-sept avril 1858, à une heure après minuit, d'une fille bien portante, dont la tête, quoique bien placée, et malgré la violence des douleurs, resta collée au moins deux heures derrière les grandes lèvres. Il n'y avait point de vice dans le cordon.

Douzième observation.

Madame Lagalvagne, de Gratte-Loup, département de Lot-et-Garonne, d'un tempérament nerveux, mais grande et bien conformée, accoucha naturellement le vingt-sept avril 1804, à une heure après midi, d'un garçon bien portant et sans vice au cordon ombilical, après cinq heures de souffrances excessives, quoique la tête fut bien placée dans l'excavation du bassin.

Dans les quatre observations que nous venons de rapporter, chaque douleur poussait plus ou moins fortement la tête de l'enfant en bas au moment qu'elle allait franchir le détroit inférieur ; elle remontait aussi plus ou moins doucement, après qu'elle avait cessé, et non jamais avec secousse. Ces observations auxquelles nous pourrions en joindre un grand nombre d'autres, nous prouvent donc que l'accouchement peut être retardé par toute autre cause que par l'entortillement du cordon. Je dois encore faire observer que toutes les femmes qui en sont l'objet, étaient non-seulement à leurs premières couches, mais qu'elles avaient perdu les eaux au commencement du travail, ce qui retarde ordinairement l'accouchement; car on sait, d'après les principes reçus en physique, que si deux corps mollasses, tels que nos muscles et la peau, sont privés d'humidité, ils ne glissent l'un sur l'autre que très-difficilement.

Il nous paraît démontré, d'après ce que nous venons de dire, et d'après les observations que nous venons de rapporter sur l'entortillement du cordon ombilical autour du cou et, quelquefois, du corps de l'enfant, qu'on doit abandonner l'accouchement aux soins de la nature, quand bien même nous aurions des signes certains de son existence, si le travail n'est accompagné d'aucun des accidens que nous avons rapportés plus haut, et les observations première, seconde, troisième, quatrième et cinquième de ce mémoire nous fournissent une preuve des ressources de cette mère commune, qui n'a pas aussi souvent besoin de nous, que quelques personnes le prétendent. L'art ne doit donc venir à son secours, que lorsqu'elle nous paraît impuissante, et que les jours de la mère et de l'enfant sont menacés de quelques dangers. Nous avons déjà dit que nous pensions qu'on devait, dans un pareil cas, terminer l'accouchement par les pieds, si l'enfant est trop haut, ou au moyen du forceps, lorsque la tête occupe l'excavation du bassin; toutes les fois que le travail est extraordinairement long et violent, que les douleurs redoublent sans cesse, et toujours sans succès, quoique l'enfant soit bien placé , et la mère bien conformée ; ou s'il se déclare quelque accident, comme des défaillances, des syncopes, des faiblesses générales, des spasmes, des convulsions, surtout une hémorragie, quelle que soit sa source, mais principalement l'utérine, occasionnée par le décollement du placenta, ou par toute autre cause. Les observations sixième, septième et huitième nous semblent une preuve de la bonté de cette doctrine, puisque le forceps a été appliqué avec succès dans ces trois accouchemens, qui n'auraient peut-être pas été abandonnés aux soins de la nature, sans compromettre les jours de la mère ou de l'enfant, ou de tous les deux en même temps. Les quatre observations qui suivent, doivent servir de guide à l'accoucheur, et l'empêcher de rien précipiter, puisqu'elles lui prouvent que, sans vices du cordon ombilical, le travail a été très-long et très-laborieux, que néanmoins la nature a triomphé sans le secours de l'art.

PARAGRAPHE SECOND.

Les circulaires du cordon ombilical autour du cou de l'enfant, peuvent-ils occasionner quel quefois son étranglement ?

L'entortillement du cordon ombilical autour du cou de l'enfant, peut, non-seulement, dans quelques cas rares, comme nous venons de le voir porter obstacle à l'accouchement, mais encore occasionner son étranglement au moment de sa naissance, non en interceptant le passage de l'air dans son poumon, comme quelques anciens ont paru le croire, puisqu'il n'a pas encore respiré, mais en occasionnant l'engorgement du cerveau, le gonflement de la face, en un mot, l'apoplexie, et enfin la mort; par l'obstacle qu'éprouve le re- tour du sang de la tête au cœur. Ma pratique ne m'a encore fourni aucun exemple de cet accident, quoique j'aye reçu un grand nombre d'enfans qui naissaient avec le cordon ainsi disposé. Mais outre que plusieurs personnes m'ont dit en avoir vu naî- tre qui leur paraissaient morts depuis peu par cette cause, on en trouve quelques exemples dans les auteurs.

Treizième observation.

Mauriceau (*Observ.* 509me) dit avoir accouché une femme, au terme de huit mois, d'un enfant mort, auquel il trouva deux circulaires du
cordon autour du cou fort serrés. Cette disposition, dit cet auteur, avait bien pu contribuer en
quelque façon à sa mort.

Quatorzième observation.

La Motte (*Observ.* 272me) fait mention d'un
enfant dont la tête était sortie, mais arrêtée par
le cordon qui faisait plusieurs circulaires autour
du cou. La sage-femme n'ayant pas apperçu ces
circulaires, laissa, dit-il, périr misérablement
l'enfant. A son arrivée, il coupa le cordon, en
conduisant ses ciseaux sur son doigt, et il termina l'accouchement.

« Lorsque la tête est dehors, dit Le Roux
» (*lieu cité*, p. 112), et qu'elle est soutenue
» par plusieurs circulaires du cordon autour du
» cou, l'enfant court le plus grand danger par la
» compression qu'exerce ce cordon sur les jugu-
» laires. Dans un pareil cas on doit faire passer
» la tête dans l'anse, s'il est possible, ou, dans
» ce cas seulement, couper le cordon. » M. Baudelocque recommande aussi de défaire un de ces
circulaires, ou de couper le cordon, pour éviter

les accidens qui pourraient résulter du serremen[t]
de ces circulaires (*Lieu cité*). M. Gardien est d[e]
même avis.

Quinzième observation.

Levret rapporte une observation (*Accou. lab.*
32me *obs.*) qui se rapproche beaucoup de cell[e]
de M. Delpech et de la mienne. Une femme gross[e]
de son premier enfant, était en travail depui[s]
vingt-quatre heures, les eaux s'étaient évacuée[s]
depuis douze, époque où les douleurs avaient en[-]
tièrement cessé ; l'auteur toucha cette femme, e[t]
trouva la tête de l'enfant dans l'excavation d[u]
bassin. Au bout d'un certain temps, le travai[l]
n'avançant pas, quoiqu'il fût survenu quelque[s]
douleurs, il proposa de terminer l'accouchemen[t]
au moyen du forceps, ce qu'il fit ; l'enfant ne fu[t]
point mutilé, mais il avait la tête violette, parc[e]
que, dit Levret, il avait été comme étranglé pa[r]
trois tours de cordon, ce qui fut la cause de s[a]
mort.

Quoique les observations de Mauriceau, d[e]
La Motte et autres soient très-peu concluantes[,]
puisque ces auteurs ne disent pas si les enfans vi[-]
vaient ou non au commencement du travail ; o[n]
ne peut néanmoins disconvenir qu'une forte com[-]
pression, trop longtemps exercée sur les jugu[-]
laires, surtout, lorsque la tête a franchi la vulve[,]
ne puisse être une cause de la mort de l'enfant[.]

en retenant le sang à la tête ; c'est du moins le sentiment général des auteurs praticiens.

Ainsi, d'après ce principe, la prudence doit faire à l'accoucheur une loi expresse de visiter le cou de l'enfant aussitôt que la tête a franchi le détroit périnéal, pour s'assurer s'il n'y a aucun circulaire ; s'il en existe, qu'il cherche à les défaire le plus promptement possible, ou qu'il coupe le cordon, comme nous avons dit l'avoir pratiqué nous-même avec succès, pour prévenir tout accident, et pour n'être pas cause de la mort de l'enfant, comme la sage-femme dont parle La Motte.

ARTICLE II.

Le cordon ombilical peut-il se nouer, tant que l'enfant est encore renfermé dans le sein de la mère, et causer sa mort ?

Nous pensons, avec presque tous les auteurs qui parlent des nœuds du cordon ombilical, qu'ils pourraient, s'ils étaient très-serrés, causer la mort de l'enfant. Différentes maladies, dit Smellie (*Traité d'Accou.*, tome 1er, p. 169), peuvent faire mourir le fœtus dans le ventre de la mère. Si le cordon est trop long, et qu'il y ait dans la matrice une grande quantité des eaux de l'amnios, le fœ-

tus peut, en nageant, se former un lacet ave
son cordon; s'il ne passe à travers ce lacet que l
tête seulement, il se trouvera pris par le cou o
par le corps; mais s'il y passe tout entier, il s
fera un nœud au cordon ombilical, et pour pe
que ce nœud soit serré, il interceptera la circu
lation, et l'enfant périra. Cet accoucheur a vu u
nœud à un cordon, qui faisait en outre deux foi
le tour du cou; l'enfant était mort. Il en reçut u
second, mort aussi, qui avait un nœud au cordo
fort serré; mais un troisième, dit-il, naquit vivan
avec la même disposition du cordon. Nous pour
rions peut-être demander ici à l'auteur par quell
fatalité les deux premiers enfans ont été victime
de ces nœuds, tandis qu'un troisième est sort
plein de vie du sein de la mère, quoique le cordo
fût ainsi noué ? D'après cela ne serait-on pas fond
à rapporter la mort de ces deux sujets à quelqu
autre cause ? C'est ce que nous chercherons
prouver plus bas.

Levret dit (*Art. des Accou.*, p. 53), qu'o
trouve quelquefois le cordon ombilical noué d'u
vrai nœud, et que dans ce cas l'enfant périt ordinairement avant terme, ou il naît du moins for
émacié.

Les vrais nœuds du cordon ombilical, dit Stein
(*Art. des Accou.* tome 1er, p. 73), sont très-rares
et, dans quelques cas, ce phénomène met en
danger la vie du fœtus. La formation des véritables nœuds dans le cordon, dépend de sa lon-

gueur extraordinaire, et de la grande quantité des eaux de l'amnios. Les nœuds qui se forment de bonne heure, dit cet auteur, en opposant un obstacle à la libre circulation du sang, sont encore autant de causes d'un avortement inévitable. Ce fait est démenti par M. Gardien.

La compression du cordon, dit M. Thouret (*Mém. de la Soc. R. de Méd. de Paris*, tome 7, p. 59), n'est pas la seule cause de la mort de l'enfant; le danger est le même, si la circulation dans les vaisseaux ombilicaux, ou la communication avec la mère est interceptée, ou par l'effet des nœuds qui se forment quelquefois au cordon avant l'accouchement, etc.

Sabatier rapporte, dans son *Anatomie*, tome 2, p. 439, que Jean-Louis Petit, chirurgien de Paris, présenta à l'Académie des sciences de la même ville, le cordon d'un fœtus qui avait un nœud dans son milieu, où l'on pouvait observer la marque de l'attouchement, ce qui prouvait qu'il existait longtemps avant que la femme n'accouchât. Mais on n'entre dans aucun détail pour faire connaître si ce nœud avait porté quelque obstacle au cours du sang, ou si l'enfant était né mort ou vivant. Cette observation ne prouve autre chose, sinon qu'il se forme des nœuds au cordon tant que l'enfant est encore renfermé dans le sein de la mère; encore pourrait-on en contester la véracité, puisqu'on n'apporta à l'Académie qu'un cordon noué. Au reste, Sabatier paraît regarder les nœuds du cordon très-serrés, comme cause de la mort de l'enfant.

La mort du fœtus, selon Portal (*Anat. Path.* tome 5, p. 576), peut être aussi l'effet de certains nœuds qui se forment au cordon ombilical ; elle serait inévitable, si, par de tels nœuds, la circulation du sang était interceptée dans le cordon.

Seizième observation.

Mauriceau nous paraît d'un sentiment contraire, puisqu'il rapporte (*Obs.* 155me) qu'il accoucha une femme d'une fille vivante qui vint naturellement, et dont le cordon ombilical était noué d'un véritable nœud bien serré. Il dit, dans la même observation, avoir accouché depuis, sept femmes de sept enfans vivans qui avaient tous le cordon noué. Sa 567me observation fait mention d'un garçon, venu naturellement, et vivant, quoique le cordon eût aussi dans son milieu un nœud très serré.

Quoique les auteurs, dont nous venons de rapporter les passages, si on en excepte Smellie, ne paraissent avoir jamais vu périr les enfans qui avaient, en naissant, un ou plusieurs nœuds au cordon ; ils pensent, cependant, qu'ils périraient inévitablement, si ces mêmes nœuds étaient assez serrés, quelque temps avant la naissance, pour intercepter le passage du sang dans le cordon.

M. Baudelocque pense que, quelque serré

que soient ces nœuds, ils n'occasionnent jamais la mort de l'enfant (*Art. des Accou.*, tome 1er, p. 167); si l'on a remarqué, dit-il, des nœuds sur le cordon de celui qui est venu mort, cet accident dépendait de toute autre cause. Cet accoucheur célèbre a ainsi prononcé vraisemblablement, non-seulement d'après les observations de Mauriceau, mais encore d'après sa propre expérience, qui lui a montré plusieurs cas semblables, surtout celui d'un triple nœud très-serré, quoique l'enfant fût vivant. Il faut cependant que cet auteur suppose qu'ils ne sont jamais serrés au point d'intercepter la circulation entre la mère et l'enfant, puisqu'il dit ailleurs (*Princ. d'Accou.*, p. 340), que l'enfant ne peut vivre sans le secours de cette circulation, avant qu'il ne puisse respirer librement. Mais ne pourrait - on pas demander si les trois nœuds dont il est ici question, étaient ainsi serrés quelque temps avant la naissance, ou s'ils ne se sont serrés à ce point qu'au moment de l'accouchement ? C'est ce que nous chercherons à développer dans ce mémoire.

Les nœuds du cordon se forment, dit Bichat (*Anat. Descrip.*, tom. 5, pag. 454), lorsque le fœtus, commençant à se mouvoir dans l'utérus, peut passer dans le cordon : la longueur de celui-ci explique pourquoi ils ne sont jamais assez serrés pour interrompre le cours du sang dans les vaisseaux ombilicaux, en sorte que leur présence ne porte aucune atteinte à la vie du fœtus.

Quoique deux opinions différentes paraissent partager les auteurs que nous venons de citer, il est néanmoins facile de les concilier, puisqu'ils nous semblent tous avoir le même principe, qui établit que le fœtus ne peut vivre s'il cesse de communiquer avec la mère. Les uns prétendent que les nœuds du cordon seraient cause de sa mort, s'ils étaient serrés au point d'intercepter la circulation ombilicale, et détruire par conséquent toute communication de la mère à l'enfant ; les autres croyent, au contraire, qu'aussi serrés que soient ces nœuds, l'enfant ne court aucun danger : ils le pensent de même, parce que lorsqu'ils en ont rencontrés, ils ont pu quelquefois effectivement les trouver très-serrés ; mais ils n'ont pas réfléchis qu'ils s'étaient serrés au moment de l'accouchement, et non dans le sein de la mère, comme nous le démontrerons plus bas, et c'est ce qui les empêche vraisemblablement d'être de l'avis des premiers ; ces mêmes auteurs regardent cependant la compression comme mortelle. Mais ces deux dispositions ne produisent-elles pas les mêmes effets, c'est-à-dire, son oblitération, et par conséquent l'interception de la circulation de la mère à l'enfant ? Si elles produisent les mêmes effets, pourquoi n'en résulterait-il pas les mêmes accidens ?

Tout le monde conçoit bien la possibilité de ces nœuds ; mais ce qui n'est pas si facile à concevoir, c'est que ces mêmes nœuds, qui n'ont et ne

euvent jamais avoir lieu que lorsque le cordon
st trop long, puissent être jamais assez serrés,
ant que l'enfant est encore renfermé dans le sein
e la mère, pour pouvoir intercepter la circula-
ion entre lui et le placenta; ce qui arriverait
névitablement si ces nœuds oblitéraient le cordon.
On sait que pour serrer un nœud à ce point, il
aut que les deux extrémités de la corde soient
irées en sens contraire, et assez éloignées l'une
le l'autre pour que la corde soit bien tendue; ce
ui ne peut avoir lieu ici, par la raison que le
ordon étant toujours trop long, le fœtus ne peut
'éloigner assez de son attache pour pouvoir le
errer suffisamment, et par-là causer sa mort.
e suppose même que le cordon fût raccourci par
lusieurs circulaires autour du cou, ou autres
arties, le poids du fœtus déroulerait plutôt ces
irculaires qu'il ne serrerait les nœuds; l'on ne
eut pas même supposer que l'enfant puisse ainsi
e dérouler, parce qu'il serait soutenu par les
aux de l'amnios; parce que, d'après cette suppo-
ition, il ne pourrait pas non plus s'éloigner assez
our serrer lesdits nœuds. Ainsi, d'après ce que
ous venons de dire, nous concluons que les nœuds
lu cordon ne peuvent jamais se serrer assez près
our faire périr l'enfant dans le sein de la mère.
l m'avait toujours paru bien difficile que les
œuds qu'on faisait à une corde aussi molasse,
t continuellement plongée dans un liquide muci-
agineux, comme le cordon ombilical, pussent

rester toujours serrés lorsqu'on cessait de tirer :
extrémités. Lorsqu'occupé de cette idée, j'ai fa
à différentes reprises, des nœuds à ce cordo
immédiatement après avoir fait l'extraction
placenta; nœuds que j'ai toujours beaucoup se
rés, et j'avoue que j'ai été étonné du dégré
force que j'étais obligé d'employer pour les serr
au point d'oblitérer les vaisseaux ombilicaux.
qui a encore augmenté mes doutes, c'est que j
constamment observé qu'à quelque dégré que
les eusse serrés, ils se relâchaient toujours asse
dans très-peu de temps, pour permettre le passa
du sang dans ces vaisseaux. Si un nœud du cordo
serré de cette force, s'est relâché presque de sui
lorsque j'ai cessé d'éloigner ses extrémités, con
ment est-il possible que celui qui résulte du pa
sage du corps de l'enfant dans l'anse qu'il form
quelquefois, puisse être serré à ce point, et qu
puisse rester constamment dans cet état, puisqu
l'enfant ne reste sûrement pas longtemps dans
poitrine, où il a pu serrer ce nœud; et s'il y re
tait, et que le nœud fût serré au point qu'il fa
pour intercepter la circulation, je ne doute poi
que le tiraillement qu'il exercerait sur le placen
ne décollât ce dernier, d'où il résulterait une per
plus ou moins dangereuse.

Pour que l'enfant puisse passer dans l'anse d
cordon pour former un nœud, il faut que ce dernie
ait au moins deux pieds de long : je demande
présent s'il y a deux pieds de distance de l'ombili

le l'enfant, de quelle que manière qu'il soit situé, à
l'insertion du cordon au placenta, à quelque lieu
de l'utérus qu'on suppose que ce dernier s'attache?
S'il n'y a pas cette distance, comment peut-on
concevoir le serrement de ces nœuds, puisque ce
cordon ne peut jamais être assez tendu, et c'est
tout au plus si cela peut avoir lieu lorsqu'il n'a
qu'un pied ou environ? Mais, dans ce cas, il est
impossible que le fœtus passe dans l'anse. L'on
dira peut-être que cette longueur n'est nécessaire
que lorsque l'enfant est près de son terme; mais
que lorsqu'il est moins avancé, étant moins vo-
lumineux, le cordon n'a pas besoin d'être si long.
Cela serait vrai si la longueur du cordon n'était
proportionnée au volume de l'enfant, et si l'étendue de la capacité de l'utérus n'était relative à
ce volume, ce qui revient au même : et, pas plus
dans cette hypothèse que dans l'autre, l'enfant
ne peut jamais s'éloigner assez du point où il est
fixé au moyen du cordon.

L'explication que nous venons de donner sur le
serrement des nœuds du cordon ombilical nous
semble conforme à la vérité et aux principes reçus,
puisque tous les physiologistes et les accoucheurs
sont d'accord que la communication de la mère à
l'enfant est absolument nécessaire pour l'entretien
de la vie du dernier. Comment peut-on donc expliquer l'exemption de cette règle fondamentale,
lorsqu'il y a un ou plusieurs nœuds au cordon,
assez serrés pour interrompre cette communica-

tion? N'est-il pas égal que cette interruption soit occasionnée par une cause ou par une autre, puisqu'elles peuvent produire le même effet?

Nous sommes d'autant plus fondés à croire ce que nous avançons, que les observateurs, comme nous l'avons déjà remarqué, ne rapportent point d'exemples qu'ils ayent jamais reçu des enfans morts dans ce cas, quoique les nœuds leur parussent très-serrés. Je pense donc que lorsque les accoucheurs les ont trouvés dans cet état au moment de la naissance, ce resserrement n'avait pu avoir lieu qu'à l'instant de l'accouchement, lorsque le corps de l'enfant, s'éloignant du placenta et franchissant la vulve, a tiraillé avec force ce cordon vers son attache; car si cette disposition avait lieu dans le sein de la mère quelque temps avant la naissance, comme il semble que quelques accoucheurs le prétendent, la perte de l'enfant serait assurée, nous en avons donné les raisons, et cet accident serait d'autant plus malheureux que, ne pouvant être prévu, il serait sans remède. Le petit nombre d'observations qu'on trouve dans les auteurs, sur cette disposition du cordon, nous prouve qu'elle est heureusement très-rare, et une pratique d'environ vingt ans ne m'en a encore fourni qu'un exemple; ce qui ne doit pas me surprendre, puisque l'observateur La Motte n'en fait pas mention dans son ouvrage.

La femme qui m'a fourni cette observation, que j'aurai occasion de rapporter plus bas, était

à sa cinquième grossesse, souffrait des douleurs
très-vives depuis la veille : l'accouchement était
préparé; mais la tête était encore au-dessus du
détroit abdominal. Cependant, environ sept heures
après mon arrivée, elle accoucha d'une fille, qui
vint dans un état de syncope terminé par la mort.
Le cordon, qui avait trois pieds de long, avait
un nœud à un pied, ou environ, de distance de
l'ombilic de l'enfant : il n'était que médiocrement
serré et n'avait laissé aucune empreinte. En conséquence, je n'attribuai la cause de la mort de
cet enfant qu'à la compression du cordon, dont
une anse précédait la tête : si le cordon avait été
plus court, vraisemblablement que le nœud aurait été plus serré.

Si nous n'avons pu tirer aucune indication pratique de tout ce que nous venons de dire sur les
nœuds du cordon ombilical, par rapport à l'obscurité du diagnostic, nous nous estimerions très-
heureux si nous avions réussi à prouver, par nos
recherches, que ces nœuds étaient non-seulement
très-rares, mais encore qu'ils n'étaient, et qu'ils
ne pouvaient jamais être assez serrés pour causer
la mort du fœtus.

ARTICLE III.

*La compression du cordon ombilical peut-ê[tre]
causer la mort de l'enfant ?*

Le cordon ombilical, trop long, peut enco[re]
quelquefois, précédant la sortie de la tête, êt[re]
comprimé entre elle et les os du bassin, et c[et]
accident est toujours très-grave pour l'enfa[nt]
puisqu'il peut occasionner sa mort, si on n[e]
remédie promptement.

Si la plupart des auteurs sont d'accord sur [ce]
principe, il s'en trouve néanmoins quelques-u[ns]
qui semblent le révoquer en doute, puisqu'[ils]
pensent que le fœtus peut se nourrir de toute aut[re]
manière que par le cordon ombilical, comm[e]
nous le verrons plus bas. Nous combattrons cet[te]
opinion dans cet article, parce qu'elle pourr[a]
avoir des suites funestes dans la pratique, puisq[ue]
ceux qui l'embrasseraient négligeraient de mett[re]
en usage les moyens propres à sauver l'enfa[nt]
du péril qui le menace.

Cette question intéressante, qui nous para[ît]
décidée depuis longtemps pour l'affirmative, n[e]
pas paru telle à tous les médecins, entre autres [à]
M. Thouret, qui dit dans son *Mémoire sur [*

ompression *du Cordon ombilical* (*lieu cité*),
ue plusieurs faits démontrent que l'enfant peut
ivre quelque temps sans nulle communication
vec la mère, et sans respiration, et que cette
uestion mérite par conséquent un nouvel exa-
aen. Car, dit-il, si l'opinion reçue sur les dan-
ers de la compression du cordon était démontrée
ausse, il en résulterait : 1.º Que le cordon et le
lacenta ne remplissent, par rapport au fœtus,
ucune des fonctions vitales connues que les au-
eurs lui attribuent ; 2.º qu'il n'y aurait nul danger
l'abandonner l'accouchement à la nature lorsque
'enfant se présente bien, s'engage au passage,
t que même le cordon y étant engagé, il serait
autile de retourner l'enfant, ou d'user du forceps.
u conséquence, M. Thouret laisse cette ques-
ion indécise, et en renvoye la solution à de nou-
elles observations, qui puissent prouver, dit-il,
'influence que la compression du cordon peut
voir sur la vie de l'enfant.

Quoique ce médecin célèbre, dont je respecte
nfiniment les lumières, ne décide pas positive-
nent, dans son mémoire, que l'enfant peut sur-
ivre à la compression du cordon, il nous semble
:ependant appercevoir qu'il est de cet avis, lors-
ju'il dit (*lieu cité*) : « Quoiqu'on ne puisse nier
qu'il y ait une voie de communication ouverte
pour le sang entre l'enfant et la mère, cepen-
» dant il est constant qu'elle ne peut influer, en
» aucune manière, sur la circulation du fœtus,

» puisqu'il a chez lui le principe de cette circula-
» tion qui l'anime. » Mais ne pouvons-nous pa
demander qui fournit et qui alimente cette circulation? N'est-ce pas la mère, qui transmet au tiss
cellulaire du placenta les fluides nécessaires
la nutrition et à l'accroissement du fœtus, où le
ramuscules de la veine ombilicale, douées d'un
faculté absorbante, viennent le pomper pour l
lui porter? Si cette communication, de l'ave
même de M. Thouret, ne peut être niée, qui se
de conducteur à ce fluide, si ce n'est le cordo
ombilical? D'après cela, si la compression oblitèr
ses vaisseaux au point que l'enfant ne puisse rec
voir le sang de la mère, il doit donc périr dar
un temps plus ou moins long.

Le parallèle qu'établit l'auteur de ce mémoir
entre les vivipares et les ovipares, ne prouve rie
selon nous, en faveur de son systême; car
l'homme n'avait pas eu besoin, pendant la gest
tion, de communiquer avec la mère, pour so
développement, la nature, toujours sage, n'aura
pas exposé la femme à tous les accidens et à tou
les désagrémens de la grossesse, sans compter le
dangers de l'accouchement, il aurait été bien plu
simple et plus facile de lui faire pondre l'œu
comme à la poule.

Sans prétendre mesurer mes connaissances ave
celles de ce grand médecin, je vais cependar
essayer de prouver qu'on trouve la solution de c
problême, tant dans les ouvrages pratiques d

accoucheurs que dans ceux des physiologistes : c'est donc eux, et le peu de faits que j'ai recueillis, qui vont me servir de guide dans cette discussion. Heureux si je puis en faire jaillir quelques traits de lumière propres à éclairer le sentier de la pratique, afin que le jeune praticien puisse y marcher d'un pas plus ferme et plus assuré !

M. Gardien (tom. 2, p. 450) ne regarde pas, comme M. Thouret, le danger de la compression du cordon comme un problème irrésolu ; mais, au contraire, il conseille de terminer, dans un pareil cas, l'accouchement plus promptement que ne faisait la nature.

Si on consulte les écrits des auteurs les plus reculés qui ont parlé des accouchemens, on y trouvera des traces de la doctrine qui considère la compression du cordon comme un accident très-grave. Celse (Alphonse, *Prati. des Acc.*, pag. 32), a dit que cette compression pouvait faire périr promptement l'enfant. La compression du cordon, dit Deventer (*Manuel des Accou.*, pag. 218), cause la mort du fœtus. Si le cordon est comprimé entre la tête et les os du bassin, l'enfant mourra par l'interception de la circulation. Dans un pareil cas, on doit repousser la tête autant qu'on le peut, et le cordon derrière ; si on ne peut y réussir, il faut aller chercher les pieds. Cet accident a paru si grave à cet auteur, qu'il fait une loi expresse aux sages-femmes de s'instruire par le toucher dès le commencement du travail, si le cordon ou toute autre partie se présente avec la tête à l'orifice, ou non : si cela arrive, il faut y remédier ; on tire l'enfant par les pieds.

Lorsque le cordon sort le premier, dit La Motte (*Art des Acc.*, p. 909), et qu'il est comprimé par la tête et les os du bassin, il est rare que l'enfant se sauve, parce que, fortement comprimé entre ces parties, le cours du sang se trouve absolument intercepté ; ce qui cause à l'enfant une mort très-pompte, à moins que la mère n'accouche dans le moment où le cordon commence à paraitre, ou qu'on ne termine promptement l'accouchement. Les observations de cet accoucheur viennent à l'appui de sa théorie.

Dix-septième observation.

Il rapporte (*Obs.* 305.e) qu'étant auprès d'une femme en couche, les membranes s'ouvrirent, les eaux s'écoulèrent, et le cordon suivit de la longueur d'un pied ou environ (l'enfant présentait la tête) ; mais heureusement les douleurs redoublèrent d'une violence extrême, et ne finirent qu'avec la sortie de l'enfant, qu'il crut mort, mais qu'il rappela à la vie. Dans une autre observation (306.e), il dit que la tête de l'enfant, qui était précédée par une anse du cordon, était si peu avancée qu'il alla chercher les pieds, et qu'il termina l'accouchement très-promptement d'un garçon vivant,

ui serait vraisemblablement mort, dit-il, sans
tte opération.

Dix-huitième observation.

Appelé auprès d'une dame de Caën (*Obs.* 343.e),
ii avait une forte hémorragie nazale, la pre-
ière fois qu'il la toucha il trouva les eaux for-
ées et l'enfant bien situé : les eaux s'écoulèrent
 quart-d'heure après, et le cordon suivit la tête
e l'enfant. Il repoussa la tête, alla chercher les
ieds, et amena un enfant vivant.

Dix-neuvième observation.

Rendu auprès d'une femme qui souffrait depuis
rois ou quatre heures (*Obs.* 304.e) de fortes
ouleurs, mais éloignées, l'enfant présentait la
ête et le cordon; on sentait les battemens de
elui-ci à travers les membranes : l'accouchement
tant préparé, il perça ces dernières, et le termina
'un enfant vivant. Les trois observations qui sui-
ent celles que nous venons de rapporter, prou-
ent non-seulement les dangers que court l'enfant,
nais encore l'excellence de cette méthode agissante de l'auteur, puisque dans celle-ci les enfans
ayant été secourus trop tard, sont venus morts,
quoique quelques mères les eussent senti remuer
peu de temps avant d'accoucher. Aussi cet auteur
dit dans ses réflexions que lorsque le cordon sort
avant la tête, ou avec les eaux, si l'enfant ne vient

à l'instant, il faut, sans temporiser, finir l'acco
chement en allant chercher les pieds, sans quo
dit-il, la mort est toujours inévitable.

A ces observations malheureuses que je vien
de rapporter, je puis en joindre une des mienne
dans laquelle j'ai eu aussi la douleur de voir pér
l'enfant sans pouvoir le secourir.

Vingtième observation.

Le quatre mai 1808, me trouvant dans l'aprè
midi à Varès, je fus prié par le nommé Jacc
Gerbeau, cultivateur de cette commune, d'all
voir sa femme, en mal d'enfant depuis la veille a
soir. Il me dit que cette femme était à la fin c
sa cinquième grossesse, et qu'elle avait toujou
eu le malheur d'accoucher d'enfans morts, excep
l'avant-dernière fois. Rendu auprès d'elle, je
trouvai inquiète sur son sort; les douleurs étaie
fortes et assez rapprochées. Cherchant à reco
naître la position de l'enfant, je ne pus touch
la tête, parce qu'elle était encore trop haute; c
pendant les parties externes de la mère étaie
déjà préparées et bien humectées; l'orifice utéri
un peu dévié du côté du sacrum, commençait
s'ouvrir. J'exhortai la femme à prendre patienc
à attendre le moment favorable pour accouche
et je sortis ensuite. Revenu, plusieurs fois, aupr
d'elle, je trouvai toujours les choses à-peu-pr
dans le même état, quoique les douleurs cont

nuassent à se faire sentir vivement. Vers les six
heures du soir, enfin, je trouvai la tête un peu
au-dessous du détroit abdominal, dans la première
position; et la poche des eaux commençait à se
former. Tout étant ainsi disposé, la femme, forte
et vigoureuse, faisant bien valoir ses douleurs,
j'abandonnai le travail à la nature. Les membranes percèrent vers les sept heures : la tête, qui
occupait pour lors l'excavation du bassin, était
précédée par une anse du cordon ombilical, qui
était comprise entre cette partie et l'arcade du
pubis. Je cherchai à déplacer cette portion du
cordon pour la faire passer sur un des côtés du
bassin, pour prévenir les suites funestes de la compression; mais il me fut impossible d'y parvenir.
La portion du cordon qui devançait la tête était
chaude; mais je ne pus y distinguer aucun bat-
ement. Je conçus dès-lors des craintes pour l'enfant, qui jusque-là avait donné des signes non
équivoques de vie, et je me fusse décidé à terminer l'accouchement avec le forceps, si je l'eusse
eu à ma disposition, ce qui ne pouvait être puisqu'à
mon départ pour la campagne, j'ignorais que
e dusse être appelé auprès de cette femme; je
n'avais pas non plus le temps de l'envoyer chercher à mon domicile, distant d'une lieue et demie.
La tête resta environ demi-heure à franchir le
détroit inférieur. L'enfant, qui était une fille, me
parut dans un état de syncope : je ne fis la ligature du cordon que longtemps après la naissance,

afin de laisser rétablir la circulation de la mèr
à l'enfant. Au bout de quelques minutes, les pul
sations se firent sentir dans tout le trajet du cor
don, et j'en fis pour lors la section. J'approcha
ensuite l'enfant du feu, où je continuai d'admi
nistrer pendant longtemps les moyens propres
le rappeler à la vie; mais, à mon grand regret
tout fut inutile; l'enfant ne fit plus le moindr
mouvement, et les pulsations qui s'étaient mêm
fait sentir depuis la section, s'éloignèrent gra
duellement au bout de quatre à cinq minutes. L
cordon, qui avait trois pieds de long, avait ur
nœud à un pied ou environ de distance de l'om
bilic ; il n'était que médiocrement serré. L'on n
peut méconnaître ici que la compression du cordor
n'ait été la seule cause de la mort de l'enfant, qui
du reste était fort robuste.

Ce fait m'a donné beaucoup de regrets de n'a-
voir pas eu avec moi, mon forceps, que je porte
toujours, quand je suis appelé à la campagne,
auprès d'une femme en couche, quoique je sache
avoir été souvent critiqué et blâmé par un confrère
qui taxe cette précaution de cruauté et même de
barbarie. Il aurait quelque espèce de raison, si
j'allais faire parade de cet instrument aux yeux de
cette mère souffrante et toujours tremblante sur
son sort et sur celui de son enfant; mais j'ai, a
contraire, le plus grand soin de le cacher, non
seulement à elle, mais encore à tous les assistans
Je sais trop ce que peut la crainte sur l'ame d'une

femme à ce moment, pour ne pas éloigner d'elle tout ce qui pourrait même l'affecter davantage. Je me contenterai de répondre à ce critique par le passage suivant. « Si la proximité dans les villes » permet de se procurer cet instrument (le for- » ceps), dès qu'il devient nécessaire, on conçoit » que pour l'accoucheur qui exerce dans les cam- » pagnes, il deviendra d'un plus grand secours, » n'ayant pas les mêmes ressources. » (*Jour. gén. de Méd. de Paris*, tome 31, p. 417). Il est ici question du forceps brisé de Levret, qu'on peut porter dans ses poches, et, par conséquent, avec soi. Les accoucheurs de la capitale pensent donc qu'il est nécessaire d'avoir cet instrument toujours à sa disposition, en cas de besoin.

Le résultat de ces observations est encore con- firmé par Mauriceau (*Accou.* tome 1.er p. 529), lorsqu'il dit que l'enfant dont le cordon de l'om- bilic devance la tête, n'est pas seulement un quart d'heure sans mourir, si ce cordon est entièrement comprimé par sa tête. Il croit, cependant, qu'il peut vivre plusieurs heures, lorsqu'il n'est pas exactement oblitéré, parce que le sang ne laisse pas que d'y passer dans l'intervalle des douleurs, et de vivifier ainsi l'enfant.

Le cordon peut être entièrement oblitéré par la compression; c'est, surtout, lorsqu'il est compris entre le front ou la nuque et les os du bassin; j'en ai rapporté un exemple : ou bien il peut n'être que légèrement comprimé, et laisser passer une portion du sang qui circule dans ses vaisseaux ; c'est ordinairement lorsqu'il se trouve compris entre les côtés de la tête et les os du bassin, surtout si la première se trouve dans toute autre position que dans la cinquième ou sixième. Lorsqu'il n'est pas dans une disposition aussi favorable, il faudrait au moins tâcher de l'y ramener, pour éviter qu'il ne fût trop comprimé; et si on ne peut y réussir, il est important de suivre le conseil de Mauriceau, qui est d'exciter et de procurer la sortie de l'enfant, ou bien d'aller chercher les pieds pour le tirer, dit-il, incontinent dehors, si on voit qu'il ne peut venir promptement. Cet auteur rapporte qu'il a sauvé la vie à plusieurs enfans, en se comportant ainsi, lorsqu'il était appelé à temps (*Obs.* 37.me, 61.me, 103.me et 121.me) au lieu qu'il perdit tous ceux qui font le sujet des observations 38.me, 47.me, 126.me et 464me. Il ne put, dit-il, les arracher des bras de la mort, quoiqu'il se comportât comme dans les précédentes, parce que, comme il avait été appelé trop tard, la circulation entre la mère et l'enfant avait été trop longtemps interceptée.

Dans une autre de ses observations (371.me), ce praticien croit que la mort de l'enfant fut occasionnée, non par la compression du cordon, mais bien par son refroidissement. Mais le refroidissement seul peut-il être une cause de mort ? Nous pensons, au contraire, que c'est la mort de l'enfant qui est la cause du refroidissement du

ordon, et que tant que la circulation n'éprouve
aucun obstacle, il conserve sa chaleur naturelle;
l'observation journalière nous prouve cette vérité.
Quelques auteurs praticiens partageant l'opinion
de Mauriceau, pensent comme lui, que le refroidissement du cordon, lorsqu'il précède la tête, et
surtout, lorsqu'il sort de la vulve, peut être une
cause de mort des enfans, et conseillent en conséquence, de le réchauffer en l'enveloppant dans
les linges chauds, ou de le repousser au-dedans,
pour le soustraire à l'impression de l'air extérieur. Ces moyens nous paraissent non-seulement
inutiles, mais dangereux; car on ne devrait chercher à le faire rentrer, qu'autant qu'on serait à
peu près assuré qu'après l'avoir refoulé au-dessus
de la tête, pour le mettre à l'abri de la compression, il y resterait, et qu'il ne reparaîtrait plus.
On peut tout au plus tenter ce moyen, mais non
pas y insister, parce qu'il nous paraît très-difficile d'y réussir; malgré le conseil que donne Mauriceau, de le maintenir après sa réduction, au
moyen d'une compresse en plusieurs doubles,
pour s'opposer à une nouvelle issue. Astruc en
recommande aussi la réduction, et de le tenir
ensuite en place avec les bouts des doigts, jusqu'à
la première douleur, qui poussant la tête, lui
ferme entièrement le passage. Mais on sent tout
le ridicule de ces manœuvres, si on conçoit toute
la facilité qu'a le cordon, même d'après l'aveu de
Mauriceau, de reparaître au dehors, aux moindres

contractions de la matrice. D'ailleurs, quand le
cordon est froid, c'est qu'il est fortement comprimé, et qu'il serait par conséquent impossible de
le déplacer, pour le refouler derrière la tête; et
comme, dans un pareil cas, la mort de l'enfant
est ordinairement certaine, loin de chercher à
fatiguer la femme, il faut, selon M. Baudelocque,
abandonner l'accouchement aux soins de la nature, s'il n'y a pas d'accidens à craindre pour la
mère.

Ceux qui ont conseillé de tenir le cordon chau-
dement après sa sortie, au moyen de linges chauds,
ou de le rentrer dans le vagin, n'ont pas fait attention que ce refroidissement venait du défaut
de circulation dans les vaisseaux ombilicaux, arrêtée par la compression, et non par l'action de
l'air extérieur, ce qui leur a fait prendre la cause
pour l'effet. Car quel est le praticien qui n'a pas
quelquefois trouvé, en arrivant auprès d'une
femme en couche, l'enfant né et vivant, entre
ses jambes, tenant encore au placenta au moyen
du cordon, sans que ce dernier fût froid; quoiqu'exposé au contact de l'air depuis plus ou moins
longtemps, il a néanmoins conservé sa chaleur
naturelle, et l'enfant la vie. Les observations
suivantes sont une preuve de ce que j'avance.

Vingt-unième observation.

Une femme, isolée dans la campagne, se trou-

rant seule au moment de l'accouchement, (voyez
cette obs. *Jour. de Méd. de Paris*, tome 7, p. 161),
e fit une plaie pénétrante aux parois de l'abdomen, qui donna issue presque à tous les intestins
grêles; l'accouchement se termina sans le secours
de personne, et ce ne fut qu'environ six heures
après, qu'une sage-femme arriva; elle trouva l'enfant vivant entre les jambes de cette malheureuse
mère. Malgré cet espace de temps, le cordon était
chaud, et les pulsations se faisaient sentir. Epou-
vantée de ce spectacle, la sage-femme recula
d'horreur; elle coupa cependant le cordon, enleva
l'enfant et abandonna, à son malheureux sort, la
mère que je ne vis que huit heures après la sage-
femme. La mère et l'enfant vivent encore.

Vingt-deuxième observation.

La Motte (*Obs.* 310.me) appelé à trois lieues
de son domicile, arriva auprès d'une dame qui
était accouchée il y avait plus de trois heures; l'on
n'avait point fait la section du cordon, et l'enfant
était encore entre ses jambes. Le cordon avait
conservé sa chaleur naturelle et ses battemens,
et l'enfant était vivant. Dans deux autres observations qui suivent, il arriva deux heures après la
naissance des enfans, qui se portaient très-bien,
et les battemens et la chaleur du cordon étaient
dans leur état naturel.
Ces observations assez familières à tous les pra-

ticiens qui sont appelés au loin, et auxquelles je
pourrais en joindre un grand nombre d'autres qui
me sont propres, suffisent pour prouver qu'il est
inutile de prendre d'autre précaution pour le cordon, que de le tenir couvert avec les couvertures
ordinaires. Ainsi, si l'on rentre le cordon dans
l'utérus, lorsqu'on s'apperçoit qu'il précède la
tête ou toute autre partie, ce n'est pas tant pour
le mettre à l'abri des impressions de l'air, que
pour éviter qu'il ne soit comprimé : et si l'on ne
peut réussir, comme nous l'avons dit, à le porter
au-dessus de la partie comprimante, et à empêcher une nouvelle chute, l'on doit terminer l'accouchement. Ce n'est donc point l'air extérieur
qui refroidit le cordon, et arrête la circulation,
mais sa compression qui détruit toute communication de la mère à l'enfant, et occasionne toujours la mort du dernier, si l'art ne vient promptement à son secours.

Lorsque le cordon ombilical, dit Smellie, (*lieu
cité*, tome 1.er, p. 371 et suiv.) descend avec la
tête, et que l'on sent les pulsations des artères,
il faut absolument retourner l'enfant tout de suite,
et même au plus vîte, parce que la circulation ne
manquerait pas de s'arrêter dans ses vaisseaux,
et, par conséquent, l'enfant périrait infailliblement, à moins que la tête ne descendît précipi-
tamment, et que l'accouchement ne fût très-
prompt. Si la tête est trop avancée, on peut se
servir du forceps. S'il était possible, dit-il plus bas,

de faire rentrer le cordon, pour qu'il ne reparût plus, il faudrait alors abandonner l'accouchement aux soins de la nature. Mais, dans tous les cas, si les eaux sont écoulées, et qu'il soit sorti une grande portion du cordon, on doit terminer l'accouchement. Cet auteur nous donne une observation d'un enfant né mort, auquel il trouva le cordon en pourriture, et qui avait été comprimé par la tête.

L'enfant est aussi souvent en danger de périr par la compression du cordon, lorsqu'il présente les fesses, et qu'il est descendu au fond du bassin, surtout si les cuisses sont comprimées contre le ventre, dans ce cas, comme dans le précédent, il faut terminer l'accouchement de suite.

Vingt-troisième observation.

Levret (*Accou. lab.*, p. 179 et suiv.) appelé auprès d'une femme à terme de son dixième enfant, qui avait perdu les eaux de l'amnios, depuis vingt-quatre heures, et dont le cordon était au-dehors depuis le même temps, employa le forceps pour terminer l'accouchement. L'enfant qui était d'un volume médiocre, était mort par la compression qu'avait éprouvée le cordon entre la tête et les os du bassin de la mère. Il y a lieu de présumer que ce moyen, plutôt mis en usage, aurait pu sauver l'enfant.

Une sage-femme, dit le même auteur (*lieu cité*, p. 4), trouvant le cordon ombilical hors de la vulve, fit plusieurs tentatives inutiles pour le rentrer, comme cela arrive en pareille conjoncture; elle voulut repousser la tête qu'elle écrasa, pour aller chercher les pieds; ne pouvant y réussir, elle appela du secours : en attendant, la femme mourut. Levret arriva, fit l'opération césarienne, et trouva l'enfant mort.

Le cordon ne peut sortir de la matrice, dit Baudelocque, (*Princ. d'Acc.* p, 340), en forme d'anse au-dessous de la tête de l'enfant, que la vie de ce dernier ne soit exposée, par l'interception de la circulation dans les vaisseaux ombilicaux; or, comme l'enfant ne peut vivre sans le secours de cette circulation, avant qu'il ne respire librement, il périra, si on ne le dégage promptement du sein de la mère. Cependant, dit-il plus bas, on doit laisser agir la nature, lorsque la tête de l'enfant se plonge dans le bassin, à l'instant où le cordon paraît, parce qu'une seule douleur peut alors la mettre dehors, que le cordon est à peine comprimé, et que les pulsations s'y entretiennent librement. Mais si l'enfant devait sortir lentement et difficilement, c'est le cas d'opérer l'accouchement sans retard, pour éviter qu'il ne soit la victime d'une trop forte compression.

Le risque que court l'enfant, dit encore cet auteur, lorsque le cordon est sorti, n'est jamais plus grand que quand le bassin de la mère est un peu resserré, par rapport à la compression que ce cordon y éprouve alors. Dans ce cas, soit qu'on ter-

nine l'accouchement par les pieds, soit qu'on
'abandonne aux soins de la nature, la mort de
'enfant est presque toujours certaine. M. Gardien
est du même avis; et il ne considère l'issue du cordon comme un accident, qu'autant qu'il est comprimé, et qu'à raison de cette compression, la circulation du sang peut y être interceptée; ainsi le
danger de l'enfant est proportionné au resserrement du bassin. L'observation suivante vient à
'appui de l'assertion de ces deux auteurs, la femme
qui en fait le sujet, étant dans le cas que je viens
le citer.

Vingt-quatrième observation.

Appelé le dix-huit janvier 1805, auprès de
Madame L......., de Tonneins, d'un tempérament
phlegmatico-sanguin, ayant beaucoup d'embon-
point, à terme de son cinquième enfant. Cette dame
souffrait depuis les quatre heures du matin; les
douleurs étaient faibles et éloignées, elles augmentèrent de force et se rapprochèrent peu à peu jusque vers les six heures du soir, où les eaux de
l'amnios s'évacuèrent. Immédiatement après, cherchant à connaître la véritable position de l'enfant,
je trouvai l'ovale supérieure occupant la première
position, la main droite au-devant de cette partie,
et l'avant-bras engagé entre elles et le rebord du
détroit abdominal du côté droit; le cordon ombilical très-gros, précédant la tête, me parut com-

primé comme le bras. Cette espèce d'enclavemen
de la tête contre lequel venaient se perdre les dou
leurs les plus fortes, et l'étroitesse du bassin de l;
mère, qui était très-petite et très-boiteuse des deu:
côtés, me décida d'aller chercher les pieds, ce qu
je fis avec d'autant plus de facilité, que les eau
de l'amnios venaient de s'écouler, et je termina
l'accouchement d'une fille morte, mais très-volu
mineuse. J'attribuai la cause de cette mort, qu
me parut peu éloignée de l'époque de la naissance
à la compression du cordon.

Appelé trop tard, j'ai terminé ou vu termine
par les seules forces de la nature, plusieurs accou
chemens d'enfans morts, dont le cordon avait de
vancé la tête, et dont la mort ne me paraissai
dépendre que de cette cause.

Les causes ordinaires de cet accident sont l;
grande abondance des eaux de l'amnios, et le trop
de longueur du cordon, parce que dans un parei
cas, ce dernier, flottant dans cette grande mass
de liquides, s'échappe facilement au-devant de l;
tête, avant qu'elle ne soit engagée au détroit ab
dominal ou toute autre partie qui se présente :
l'orifice utérin.

Les signes de la compression du cordon son
toujours sensibles au toucher, après la rupture de:
membranes (excepté qu'il ne soit que pincé dan:
une petite étendue), et c'est même le seul qu
puisse nous fixer.

La Motte dit qu'on peut reconnaître la sorti

lu cordon même avant la rupture des membranes,
lorsque les eaux viennent à rétrograder après la
douleur, le cordon restant, l'on distingue très-bien
es battemens à travers cesdites membranes. Si
on s'apperçoit de ces battemens, on doit les ou-
rir au plutôt, et accoucher la mère pour sauver
'enfant.

Vingt-cinquième observation.

Smellie dit, qu'examinant chez une femme l'état
lu travail après la douleur, il sentit à travers les
membranes relâchées, la tête du fœtus qui était
au-dessus du pubis; mais entre cette tête et les-
dites membranes, il trouva quelque chose, dit-il,
qui ressemblait au cordon ombilical, et qui était
couché en arrière, plié en deux ou trois doubles
vers le sacrum. La femme qui fait le sujet de cette
observation (tome 3, p. 158), fut prise d'une perte
abondante. L'auteur se décida à rompre les membranes, et à terminer l'accouchement, tant pour
remédier à la perte, que pour éviter la compression du cordon.

Le défaut de pulsation dans le cordon ombilical,
regardé par la plupart des auteurs, comme un
signe certain de la mort de l'enfant, paraît incertain à M. Thouret (*Mém. déjà cité*). Cette dé-
fiance nous semble fondée, si du reste, le cordon
jouit de sa chaleur naturelle; car, combien d'enfans nés vivans, et qu'on avait jugé morts d'après

ce signe! Cette observation devrait suffire pour bannir de la pratique toutes ces opérations cruelles et meurtrières qui avaient pour but de sacrifier l'enfant, pour en débarrasser plus promptement la mère, et se comporter toujours comme si on était assuré qu'il vécût.

D'après tout ce que nous venons de dire, et d'après les observations que nous avons rapportées, la mort de l'enfant nous paraît une suite inévitable de la compression du cordon ombilical, si l'on n'y remédie promptement et dès le premier instant qu'on s'en apperçoit. Il est facile de mesurer l'étendue du danger qu'il court, à l'importance des fonctions que remplit ce cordon chez lui. Destiné par la nature à lui transmettre le sang de la mère, nécessaire à sa nutrition, il l'est aussi, par conséquent, à entretenir sa vie; cette circulation ne peut être suspendue et arrêtée pendant quelque temps sans causer sa mort. Cette opinion est aujourd'hui la plus généralement reçue, et l'on compte, à la tête de ses défenseurs, les noms d'hommes célèbres en anatomie, en physiologie, et dans la pratique des accouchemens. Nous serons facilement convaincus de cette vérité, si nous analysons les différens systêmes de ces hommes sur la nutrition, qui, quoiqu'ils diffèrent en apparence sur quelques points, se réunissent néanmoins presque tous, à considérer le cordon ombilical comme le conducteur des principes nutritifs, nécessaires au développement du fœtus.

(115)

Si l'on parcourt Hippocrate, l'on s'appercevra que ce prince de la médecine pensait comme nos physiologistes modernes, c'est-à-dire, que le fœtus reçoit sa nutrition par le cordon ombilical, puisqu'il dit : « L'ombilic est la seule voie par laquelle la mère communique avec le corps de l'enfant. C'est par là que passe tout ce qu'elle fournit. Les autres voies sont fermées, et ne s'ouvrent qu'après qu'il est venu au jour, elles donnent, après la naissance, un libre passage : l'ombilic se bouche, s'oblitère et se dessèche de même que les fruits de la terre, quand ils ont pris leur consistance, se séparent de la plante à l'endroit par lequel ils y tenaient. » (*Traité de la Grossesse de huit mois*).

Ambroise Paré, le père de la chirurgie française, partage le sentiment du vieillard de Cos, lorsqu'il dit (*Liv.* 24, p. 918) que le fœtus reçoit son aliment et sa vie au ventre de la mère par l'ombilic et non par la bouche, et que le sang qui lui est envoyé, étant spiritueux, il n'a pas besoin de l'office du cœur.

Mauriceau a dit (tome 1.er, p. 224) longtemps après : que le sang de la mère, appelé par le cordon ombilical, nourrit l'enfant durant le temps qu'il reste dans la matrice. Ce sang, selon lui, avant de parvenir au fœtus, se purifie en passant par le placenta.

Selon Astruc (*Acc.*, p. 22), le cordon établit une communication de vie de la mère à l'enfant.

(116)

Bordenave (*Physiol.*, tome 2, p. 285), pen
que le fœtus reçoit sa nourriture, depuis le pr
mier moment de la conception, jusqu'au dernie
par la veine ombilicale.

Raulin croit (*de la Const. des Enf.*, tome 1.e
p. 104.), avec Nenter, Dulaurens, Frédéric Ho
man, Langius, Freind et autres médecins, que l
fœtus reçoit sa nourriture par le cordon ombilica
et non par la bouche.

Puisque rien ne prouve que le fœtus se nourr
avec la liqueur de l'amnios, dit Sabatier (*Anat.*
tome 2, p. 441), on peut assurer qu'il ne s
nourrit que par le cordon ombilical, tant qu'il e
dans l'utérus.

Portal est du même avis (*Anat. patho.*, tome !
p. 577), et, pour le prouver, il dit que la putré
faction du cordon occasionne nécessairement l
mort du fœtus.

M. Baudelocque, qui assure dans ses leçons
que le cordon fournit seul à la nutritien du fœtus
confirme cette opinion dans son ouvrage (*l'A*
des Accou., tome 1.er, p. 171), lorsqu'il dit qu
tous les physiologistes sont d'accord que le fœtu
tire ou reçoit sa nourriture de la mère, mais qu'il
ne le sont pas sur la manière dont il la reçoit. I
paraît certain à cet auteur qu'elle lui vient pa
le cordon ombilical, et on ne peut, dit-il, raisonnablement nier le passage du sang des sinus utérins dans les cellules du placenta.

Bichat (*Anat. Descript.*, tome 5, p. 394), réute victorieusement l'opinion de ceux qui pensent que la liqueur de l'amnios peut servir à la nourriture du fœtus, en passant dans les voies digestives; et l'observation rapportée par Heister, ne prouve rien de postif, selon lui; d'ailleurs elle a été rejetée plusieurs fois depuis, et toujours sans succès, par Haller et par d'autres. Bichat admettrait plutôt l'absorption par les pores, s'il pensait qu'il fût nécessaire de reconnaître un moyen d'exisence du fœtus autre que le sang qui lui est transmis par la circulation du cordon, qui est du sang en nature; qui n'a besoin selon lui, que d'une légère élaboration, qu'il reçoit en traversant le placenta et le foie.

Enfin, M. Léveillé, qui a donné depuis peu une dissertation sur la nutrition (p. 88), prouve que le fœtus des mammifères ne se nourrit que par le cordon ombilical.

L'opinion de tous ces auteurs qui doit être d'un grand poids dans la matière que nous traitons, tablit que l'enfant n'est nourri que du sang de la mère, tant qu'il reste dans son sein, et qu'il le reçoit tout préparé par le cordon ombilical.

Le système de Smellie, de Levret et de Buffon, diffère du précédent en ce que ces auteurs pensent que le fœtus ne reçoit de la mère que des sucs blancs, et qu'il peut se nourrir en partie par intussusception des eaux de l'amnios.

Il paraît assez probable, dit le premier (*Accouch.*, tome 1.er, p. 594), par les observations

précédentes sur la nutrition, que le fœtus est plutôt nourri par l'absorption du fluide nourricie[r]
contenu dans les vaisseaux du placenta et du chorion, que par le sang rouge qui circule à plei[n]
canal, des artères de la matrice, dans les veine[s]
du placenta. Cet auteur semble cependant doute[r]
lui-même de ce qu'il avance, puisqu'il dit immédiatement après : « Mais ce système de l'absorp-
» tion est sujet à une objection à laquelle on n'[a]
» jamais pu satisfaire. »

Levret (*Accou.*, p. 73), regarde comme incontestable, que la mère fournit à l'enfant, pendant son séjour dans l'utérus, les sucs propres [à]
la nutrition, qui, selon lui, sont blancs. La matièr[e]
nutritive de la mère, dit-il, passe des vaisseau[x]
utérins dans le placenta, et par le moyen du co[r]-
don à l'enfant. Il lui paraît très-équivoque qu[e]
l'enfant se nourrisse en partie par la bouche, ma[is]
il ne peut se dispenser, dit-il, de reconnaître qu'[il]
le fait en partie par les pores par intus-susceptio[n]
puisqu'on a des exemples d'enfans qui se sont d[é]-
veloppés sans cordon. Mais pourquoi ne pas e[n]
rapporter des exemples ?

Le célèbre naturaliste Buffon (*Hist. natur. d[e]*
l'Homme), pense que le sang de la mère ne pass[e]
pas à l'enfant, mais que le placenta reçoit une l[i]-
queur laiteuse qui sert de nourriture au fœtu[s]
qui passe dans les veines du placenta, comme l[e]
chyle dans la veine sous-clavière ; et peut-être, di[t]-
il, le placenta fait-il l'office du poumon pour la sa[ng]

guification. L'enfant peut se nourrir encore sélon lui, avec la liqueur de l'amnios par intus-susception, et en la recevant par la bouche, parce qu'on a vu naître des enfans sans cordon, et d'autres avec un cordon qui ne communiquait point avec le placenta. Point d'observations encore pour constater ce qu'il avance.

Quoique le systême de ces trois auteurs semble d'abord un peu différent de celui des premiers, ils s'accordent cependant dans le point principal, qui est : que le fœtus reçoit sa principale nourriture par le cordon ombilical.

L'on sait qu'il y a encore quelques auteurs qui soutiennent avec Buffon, que le fœtus peut se nourrir par la bouche, en avalant les eaux de l'amnios, et la preuve qu'ils en donnent, c'est le défaut ou la rupture du cordon, et l'observation de Heister réfutée par tous les physiologistes. D'ailleurs, de quoi feront vivre le fœtus ces auteurs, lorsque les eaux de l'amnios s'évacueront un mois ou quinze jours avant l'accouchement ? Ils diront, sans doute, qu'il en reste assez ; mais nous leur observerons qu'il lui en faudrait beaucoup à cette époque. Les cas que nous citons ne sont pas rares, et nous croyons même inutile d'en rapporter quelques-uns pour le prouver. Nous pourrions dire de plus, pour combattre ce systême, que les acéphales ne peuvent se nourrir de cette manière ; et personne, je pense, ne contestera la vérité de ce fait.

M. Martineau, qui réfute cette assertion par une

autre (*Journ. de Méd. de Paris*, tome 17, p. 46), prétend qu'il se fait chez le fœtus une digestion stomachale, de l'humeur qui lui vient du thymus par des conduits qu'il n'a pu encore découvrir; et la preuve qu'il donne de cette digestion, est la présence du méconium dans les intestins. D'après ce système combattu et réfuté dans une thèse de M. Léveillé (*lieu cité*), le fœtus a chez lui de quoi fournir à ses besoins habituels, et peut, par conséquent, braver tous les accidens qui peuvent arriver au cordon ombilical. On sent tout le vide de cette opinion. En supposant qu'il se fait une digestion stomachale chez le fœtus, M. Martineau l'a donc considéré comme jouissant de la vie animale en même temps que de la vie organique ?

Si ceux qui ont avancé que le fœtus se nourrit par la bouche, en avalant et en digérant les eaux de l'amnios, avaient considéré, comme le fait M. Léveillé, la position du fœtus renfermé dans l'utérus, ils auraient renoncé à leur système, en appercevant le menton appuyé sur la poitrine, et toutes les extrémités dans la plus grande flexion. Cette disposition ne leur aurait pas sans doute paru favorable au grand œuvre de la digestion; car, dit l'auteur de la thèse, cette opération exige toujours de la part de l'œsophage, une contraction qui précipite les alimens que le fœtus est supposé avoir pris par succion. Et cette contraction sera jugée impossible, si l'on fait attention que le cou ainsi fléchi, les parois de l'œsophage sont immédiatenent appliquées l'une contre l'autre, et qu'il en est de même des rapports de la langue avec le voile du palais. D'ailleurs, l'on sait que la déglutition ne peut avoir lieu sans la respiration. Toutes ces considérations doivent nous faire voir les organes gastriques du fœtus dans une inaction parfaite.

L'on a vu dans l'analyse que nous venons de faire, que ceux qui ont pensé que le fœtus pouvait se nourrir au moyen de l'humeur thymique ou avec les eaux de l'amnios, soit qu'il les avale ou qu'il les reçoive par intus-susception, ont regardé le cordon ombilical comme inutile à la nurition; mais nous avons démontré, d'après M. Léveillé, que la déglutition ni la digestion ne pouvaient avoir lieu chez le fœtus. Pour soutenir ces systêmes, leurs auteurs ont rapporté différentes observations d'enfans nés sans cordon; mais toutes ces observations méritent-elles notre confiance ? et l'origine de la plupart d'entre elles ne se perd-elle pas dans la nuit des temps ? et précisément à les époques où l'art des accouchemens était entre les mains des sages-femmes ignorantes, et rapportées peut-être par des hommes plus amis du merveilleux que de la vérité, ou qui en avaient besoin pour accréditer leur systême. Que penser, par exemple, de l'observation rapportée par Stalpart Van-der-Viel (*Obs. rares de Méd.*, tome 2, p. 320), d'un enfant de quinze mois, qu'il vit à La Haye, en 1685, qui n'avait point de nombril,

mais auquel on voyait, dit-il, une tache ronde et
rouge couverte d'une peau fine, au-dessous d
nombril. Qui l'assura que ce n'était pas là le lieu
de l'insertion du cordon? Cette observation n
prouve rien aux yeux de l'homme qui ne cherche
que la vérité, et elle a été réfutée dans celle
d'Edimbourg (tome 2, p. 205).

M. Laperche, docteur en médecine, praticien
distingué de ce pays-ci, a eu la bonté de me com
muniquer un fait pareil à celui que nous venons
de rapporter. Voici ce que ce médecin, dépourvu
de toute espèce de prévention, observa sur un
enfant qu'on lui présenta, pour décider s'il étai
mâle ou femelle : à l'inspection des parties génitales, il trouva à la place de la verge, à peu près
la moitié du gland recouvert de son prépuce, e
à la partie supérieure de cette portion du gland
une rainure par où s'écoulaient involontairemen
les urines, et au-dessous, les deux testicules. L'en
fant n'avait aucune trace de nombril ; mais il apperçut un peu au-dessus du pubis, une place rond
dont la peau était plus fine et plus rouge : et l
mère lui dit que c'était là où tenait le cordon om
bilical. (Cette observation fut envoyée en 1778
à la Société royale de médecine dont l'auteur étai
membre).

Nous appercevons la plus grande analogie entre
ces deux observations, et vraisemblablement que
chez l'enfant de Van-der-Wiel, le cordon s'im-
plantait aussi à la tache qu'il remarqua à l'hypo-

astre. Mais il se donna bien de garde de faire
cette remarque, parce qu'il avait besoin de cette
observation pour appuyer son système sur la nurition du fœtus, où il cherche dans une dissertation sur cette matière (*lieu cité*, tome 2, p. 479),
à prouver qu'il se nourrit par la bouche, au moyen
des eaux de l'amnios qu'il avale, et non par la veine
ombilicale au moyen du sang de la mère. Ceux
qui avancent, dit-il, que le fœtus se nourrit par le
cordon, prétendent qu'il ne peut se nourrir par
la bouche, parce qu'il ne respire pas ; mais ne res-
pire-t-il pas ces mêmes eaux de l'amnios ? Ces
eaux, selon lui, parvenues dans l'arrière-bouche,
la portion la plus fluide et la plus subtile, passe
dans la trachée-artère, et de-là dans les bronches,
pour les dilater. Il est nécessaire, dit-il, que l'enfant avale et respire ces eaux, parce qu'autrement
l'estomac s'oblitérerait ainsi que le canal bron-
chique. Et pourquoi, d'ailleurs, dit notre auteur,
la nature aurait-elle fait le diaphragme et les muscles intercostaux, s'ils n'avaient dû servir à la respiration du fœtus ? Belle conséquence ! qui nous
prouve dans quel état étaient les connaissances
physiologiques dans ce temps là. D'après ce systême, il n'y a point de communication de la mère
à l'enfant par le moyen du sang, et ils n'en reçoi-
vent pas une goutte l'un de l'autre. Par conséquent
le cordon ombilical est parfaitement inutile : pourquoi donc la nature, qui ne fait jamais rien en
vain, l'a-t-elle formé ?

Pour combattre l'auteur jusque dans ses derniers retranchemens, opposons-lui ses propres observations. Il vit à La Haye, le 15 août 1683, un enfant dont le cordon ombilical était attaché au bas-ventre, mais plus bas qu'à l'ordinaire (*lieu cité*, p. 356).

Il visita, avec M. Muck, le 12 juin 1686 (*lieu cité*, p. 354), le cadavre d'un enfant de sept jours, où ils trouvèrent daus l'hypogastre un corps rond, rouge et un peu éminent, mol au toucher, et gros comme une balle de paume coupée par la moitié; il était attaché de tous les côtés à la peau de l'abdomen. L'enfant n'avait point d'ombilic, mais les vaisseaux ombilicaux qui allaient se rendre à la base de la petite tumeur, en faisaient les fonctions. A la partié inférieure de ce petit corps, qui regardait les parties de la génération, étaient deux petits trous distans d'un travers de doigt, qui donnaient passage à l'urine. Comme l'ombilic avait changé de place, les artères ombilicales paraissaient plus courtes, et la veine plus longue que dans l'état naturel. Le scrotum renfermait deux testicules. Il n'est donc pas nécessaire que le cordon s'implante au lieu fixé par la nature, pour porter à l'enfant sa nourriture ordinaire? Et si les enfans dont nous venons de parler, eussent été visités par Van-der-Wiel, et dans un temps plus reculé de leur naissance, il n'aurait encore vraisemblablement apperçu aucune trace de cordon ombilical. Ce medecin cite à l'appui de son systêtme, plusieurs auteurs, entre autres Hippocrate et Galien; mais qu'on se rappelle que nous avons vu le contraire de ce que cet écrivain avance.

L'observation de Sandifort n'est pas plus concluante que celle de Van-der-Wiel, puisqu'il n'a rien vu par lui-même, et qu'il ne parle que d'après les autres. M. de Haller en rapporte aussi quelques exemples, mais toujours d'après les autres : de manière que si l'on scrutait toutes ces observations du manque de cordon ombilical, il s'en trouverait très-peu qui pussent soutenir la rigueur de l'examen. Il nous paraît d'ailleurs bien étonnant que les Mauriceau, les La Motte, les Smellie, les Levret, les Baudelocque, les Deleurie, les Gardien, etc., praticiens distingués qui méritent toute notre confiance, et qui ont fait plus d'accouchemens à eux seuls que tous ceux qui les ont précédés ensemble, n'ayent encore trouvé dans leur pratique aucun de ces cas ; ce qui nous paraît d'un grand poids pour rejeter toutes ces observations, plutôt le fruit d'une imagination exaltée que celui de l'impartialité, de la prudence et de la réflexion. Mais tel est l'homme qui veut se frayer une nouvelle route, il faut que tout plie, que tout obéisse, et que tout vienne s'arranger au gré du système qu'il s'est forgé.

A la vérité, il y a quelques observations qui semblent ne laisser aucun doute, telle que celle de M. Henriquez et celle de M. Chevreuil, rapportées par M. Thouret, dans le mémoire déjà cité. On en trouve aussi deux dans le premier volume du supplément du *Journal de la Société de Médecine de Paris*; mais tous ces cas, en petit nombre, ne prouvent, selon nous, qu'un écart de la nature et non une loi générale. Et que peut-on conclure en effet d'un phénomène isolé, qui est en contradiction avec ce qui se passe journellement, sinon que chez le fœtus qui a été formé sans cordon, la nature a pris, dès le commencement, une voie qui nous est inconnue pour fournir à ses besoins; ce qui ne peut ni ne doit avoir lieu chez celui qui est pourvu d'un cordon, mais qui se trouve oblitéré ou rompu peu de temps avant sa naissance, par une cause ou par une autre. Et nous disons ici avec Bichat (*Anat. gén.*, tom. 2, p. 326), « Qu'il n'est pas inutile de remarquer à cet égard que depuis que la saine physiologie fait des progrès, qu'on l'étudie avec un esprit méthodique, ami du vrai, et jaloux uniquement de rassembler des faits, on ne présente plus de ces cas extraordinaires où la nature semble sortir des lois qu'elle-même s'est imposée. »

Dans tous les cas, il faut que l'enfant périsse plutôt ou plus tard, faute de nourriture, parce qu'il n'a chez lui rien de disposé pour suppléer au défaut du cordon; parce que la nature, avare de ses ressources, n'employe ordinairement qu'un seul moyen pour une seule fonction. Par conséquent, tout ce que nous venons de dire sur la non-existence du cordon ne détruit point notre

pinion, et nous dirons, avec M. Léveillé, que
es physiologistes ne sont pas moins embarrassés
que nous, pour rendre raison des différens vices
le conformation ; et nous confessons avec lui
otre ignorance sur les ressources que se mé-
age la nature dans ces cas extraordinaires.

La manière dont se fait la circulation chez le
œtus, est encore une preuve en faveur de l'opi-
ion que nous soutenons ; car à quoi servirait
out cet appareil circulatoire, s'il n'était destiné
lui transmettre le principe de vie qu'il reçoit
e la mère ? Nous pensons, en effet, comme
ous l'avons dit plus haut, que la nature ne fait ja-
ais rien en vain, et que quelque cas particuliers
e pourraient détruire cette loi générale. D'après
principe incontestable que tous les corps animés
e peuvent vivre et s'accroître sans prendre de la
ourriture, si nous avons démontré que le fœtus
çoit la sienne de la mère, au moyen du cordon
mbilical, nous avons prouvé que son oblité-
ation ou sa compression, doit causer la mort
u sujet.

Mais combien de temps l'enfant peut-il sur-
ivre à la compression du cordon ou à ses
œuds, lorsque la circulation y est interceptée ?
avoue que la question me paraît un peu diffi-
ile à résoudre. Ce qu'on peut dire de plus vrai-
emblable, je pense, c'est qu'il ne peut y avoir
e temps fixe pour cela ; car, tel enfant peut vivre
eux ou trois heures au plus, tandis que tel autre

pourrait succomber en moins d'une demi-heure
Nous avons vu que Mauriceau a dit, que l'enfant
dont le cordon ombilical était entièrement com
primé, n'était pas un quart-d'heure sans mourir
celui qui fait l'objet de mes observations, me paru
périr dans moins d'une heure. Rœderer et Levre
ont reconnu qu'il serait difficile de déterminer
d'une manière bien précise, combien peut durer
la compression du cordon sans causer la mort d
l'enfant. Bichat dit (*Anat. Descrip.*, tom. 5
p. 449) que si cette compression durait plusieur
heures, l'enfant périrait de ses suites. Cet éta
peut donc, selon lui, durer quelques heures san
causer la mort : parce que chez le fœtus qui n'
pas encore respiré ; les deux systêmes vasculaire
n'en font qu'un, et que tout le sang est noirâtr
comme le veineux chez l'adulte ; (*Anat, Géné.*
tom. 2, p. 342). Ce qui est bien différent aus
sitôt que l'air a passé dans ses bronches ; car, à l
première inspiration, le trou botal et le canal ar
tériel finissent leurs fonctions. La circulation chan
geant, le phénomène de la sanguification s'opèr
dans le poumon, et l'on distingue de suite le san
en rouge et noir ; pour lors, les deux systême
artériel et veineux sont bien distincts, et un mo
ment après cette révolution, si le sang noir passai
dans le systême artériel, il causerait l'asphixi
et puis la mort du sujet en très-peu de temp
(*le même, Essai sur la vie et la mort*), ce qu
ne peut avoir lieu, comme nous l'avons dit, avan

naissance. C'est donc par cette disposition par-
ulière, si bien connue et si bien décrite par
t auteur, et qui répand le plus grand jour
cette matière, que le fœtus peut vivre quel-
e temps de plus que l'enfant qui a respiré,
oique la circulation soit interceptée entre lui
le placenta.

Mais, dira-t-on, peut-être, si le cordon est
mprimé ou noué au point d'empêcher le sang
placenta d'aborder au fœtus; ce dernier n'a-
l pas autant de sang qu'il en aura au moment
sa naissance, pour qu'il s'établisse chez lui
e circulation particulière et indépendante de
lle de la mère? Je répondrai à cet argument,
e ce n'est point la quantité de sang qui lui
anque, mais bien un sang propre à soutenir
ction des organes, principalement celle du
ur. Ce fluide chez le fœtus ne peut jouir de
te propriété, qu'autant qu'il est vivifié par
mélange d'un nouveau sang venant de la mère;
as quoi il doit arriver chez lui, ce que Bichat
avoir lieu chez l'enfant qui a respiré, lors-
e le poumon cesse d'agir mécaniquement parce
'il ne reçoit plus d'air, élément, si on peut
dire ainsi, absolument nécessaire pour opérer
sanguification. L'interception de ce fluide entre
mère et l'enfant, par la ligature ou la com-
ession du cordon ombilical, doit donc en-
îner la mort de ce dernier, puisque son pou-
on n'est pas encore développé. Pour que cette

opération puisse avoir lieu, il a donc besoin
recevoir de la mère un sang chargé de tous
principes de vie, propre à entretenir les fo
tions de tous ses organes. La veine ombilicale
M. Fretau (*Essai sur l'Asph. de l'Enf. no
né*, p. 16), ne porte plus de sang au fœtus,
cœur en éprouve un état de vacuité, son ir
tabilité est presque anéantie, il y a faiblesse
nullité de ses mouvemens, le pouls ne se f
plus sentir, point d'action musculaire, point
chaleur animale, etc.

Ces connaissances qui ne pourraient, com
nous l'avons déja dit, être d'aucune utilité po
la pratique dans les cas des nœuds, puisque no
n'avons aucun signe certain qui puisse no
faire connaître cette disposition du cordon, pou
raient nous servir beaucoup dans bien d'autr
surtout dans ceux de la compression, ou lors de
mort de la mère, puisqu'elles nous marquerai
un temps fixe pour opérer; mais pour plus gran
sûreté, dans une pareille incertitude, suivc
les sages conseils que nous donnent les aute
praticiens pour sauver l'enfant, en parlant
moment de faire l'opération cézarienne après
mort de la mère. Tous ceux que j'ai consultés (

---

(1) Ambroise Perè, liv. 24; Deventer, *lieu cité*; Mau
ceau, p. 358; Sabatier, *Méd. oper.*, t. 1.ᵉʳ, p. 319; Deleur
l'Art des Acc., p. 273; Baudelocque, *l'Art des Acc.*, t.
p. 283, etc., etc.

viennent que l'enfant ne peut survivre long-
ps à cet accident, mais ils ne fixent aucun
ps déterminé ; ils recommandent seulement
faire cette opération le plus promptement pos-
le après qu'elle a expirée. Ils pensent donc
e l'enfant ne peut se passer longtemps du sang
'il reçoit de la mère, ou de respirer, et qu'il
peut par conséquent survivre longtems à la com-
ssion du cordon et à ses nœuds, s'ils étaient assez
rés pour oblitérer les vaisseaux ombilicaux.
D'après ce que nous venons de voir, la mort
s ou moins prompte du fœtus dans un pareil
, peut dépendre de plusieurs causes, d'abord,
son degré de viabilité, du degré plus ou moins
nplet d'oblitération des vaisseaux ombilicaux,
t par compression ou par les nœuds du cor-
n. Tout résumé, il nous paraît que le fœtus
 que très-peu de momens à vivre, lorsqu'il
se de communiquer avec la mère au moyen
 placenta.

Quelques auteurs ont pensé, dit M. Gardien
m. 2, p. 453), que la mort de l'enfant de-
t plutôt être attribuée à la compression de
tête qu'à celle du cordon. Mais si cela était,
 cet auteur, il n'y aurait rien à craindre pour
 quand le cordon accompagne toute autre partie,
mme les fesses, etc.; l'expérience nous apprend
'il est victime de la compression, dans ce cas
mme dans l'autre, l'observation suivante nous
raît venir à l'appui de ce que nous avançons :

Vingt-sixième observation.

Le 7 janvier 1795, je fus appelé auprès
la femme du nommé Desclaux, batellier de c
ville, par la ságe-femme : en touchant la mè
je trouvai une main de l'enfant dans le va
et une portion du cordon ombilical hors de
vulve, froid et sans pulsations, du reste l'enfant
sentait à l'orifice utérin, la partie antérieure de
poitrine; la partie supérieure de cette cavité était
puyée sur le pubis et l'inférieure sur le sacrum.
cordon était fortement comprimé entre cet os
la partie inférieure du thorax. Je terminai l'
couchement d'un enfant mort, et je crus ne
voir attribuer cet accident qu'à la compressi
du cordon; ce qu'il y a de remarquable, c'
que le même jour (7 janvier), de l'année suivan
le même genre d'accouchement se présenta ch
la même femme, la seule différence c'est que
poitrine était située en travers; même résulta
parce que je fus encore appelé trop tard.

L'on ne doit donc jamais rien attendre da
les cas dont nous parlons, du secours de la n
ture, pour sauver l'enfant, ni s'occuper à fai
rentrer le cordon et le porter au-dessus du poi
comprimant, c'est au moins perdre son temp
par la grande difficulté de le retenir en plac
car le moment d'après il s'échappe de nouvea
malgré l'emploi des moyens indiqués pour l'y fixe

N'est-on jamais à temps de terminer l'accou-
hement dans la compression du cordon pour
sauver l'enfant? Quelques auteurs le prétendent.
Je crois cependant que si ce secours est donné à
temps on peut l'arracher des bras de la mort,
puisque nous savons que la manière dont se fait
la circulation chez le fœtus, peut lui permettre
de vivre quelques instans sans communiquer avec
la mère. D'autres, même de ceux qui admettent
que la compression du cordon fait courir des
dangers à l'enfant, établissent qu'il ne faut terminer l'accouchement, que lorsque la circulation
est suspendue, et que tant qu'on sent les pulsations à cette corde vasculaire, on ne doit point
chercher à opérer. Si la prudence nous fait une
loi de ne rien précipiter dans un pareil cas, elle
nous commande aussi de ne pas trop nous livrer
à l'expectative, car on perdrait souvent les enfans, si l'on attendait toujours l'instant marqué par
les auteurs.

M. Gardien (tom. 2, p. 450), propose pour
éviter de terminer l'accouchement, la méthode
de M. Croft, elle consiste à introduire la main
dans la matrice, comme si l'on voulait retourner
l'enfant, parvenu aux pieds on arrête le cordon
à une des jambes, afin qu'il ne puisse plus se
déplacer. L'auteur dit avoir employé cette méthode deux fois avec succès; pour pratiquer cette
opération, il faut donc introduire la main dans
l'utérus, déplacer la tête qui doit être au-dessus

du détroit abdominal , la refouler dans l'une de
fosses iliaques , arriver ensuite à un des pied
y faire passer l'anse du cordon et retirer la mai
il faut aussi pour employer cette méthode, êtr
appelé à temps. Mais supposons que tout a réuss
la tête reprendra-t-elle , après cette opération
une assez bonne position pour que l'accouche
ment se termine sans le secours de l'art ? je n
décide point la question , je m'imagine que l
chose est possible puisque ce moyen est propos
par de grands hommes.

M. Wellemberg a imaginé et proposé un autr
moyen (*Lieu cité*) , pour prévenir la compre
sion du cordon, il consiste à placer celui-ci dar
une gaîne de fer-blanc ou de toute autre matièr
d'environ cinq pouces de long. Ce moyen m
paraît très-difficile à mettre à excution ; car j'
voue que je ne conçois pas trop comment on per
porter ce corps dans le lieu indiqué et y plac
ensuite le cordon. Je suppose même qu'on y pai
vienne facilement, peut-on abandonner avec séc
rité dans l'utérus, un corps solide de cette lor
gueur ? comment passera-t-il dans cette filiè
des os du bassin pour parvenir hors de la vulv
sans blesser ou contondre les parties molles? l'id
de l'auteur me paraît plus ingénieuse que s
lutaire.

Nous observerons encore que ces deux moye
ne peuvent être mis en usage, que lorsque
tête est au-dessus du détroit abdominal, et q

le cordon n'est que menacé d'être comprimé ; mais ils me paraissent d'une exécution impossible, lorsque la tête est dans l'excavation et que l'anse est comprimée, dans ce cas il n'y pas à balancer, le seul moyen qui reste à l'accoucheur c'est de terminer l'ouvrage au moyen du forceps.

La théorie que nous venons d'établir, éclairée du flambeau de l'expérience et de l'observation, nous démontre, 1.º qu'on doit terminer l'accouchement le plus promptement possible, dans le cas de compression du cordon, lorsqu'on s'apperçoit de cet accident, et qu'il est impossible d'y remédier par les moyens que nous avons indiqués, afin de sauver l'enfant, s'il en est temps encore. L'on sentira la nécessité de ce précepte, si on compare les deux premières observations de La Motte, qui furent couronnées d'un heureux succès, avec les trois qui suivent, du même auteur, dont les suites ne furent peut-être si malheureuses, que parce que les secours furent administrés trop tard. Celles de Mauriceau, de Levret et les miennes, nous fournissent les mêmes réflexions, et nous prouvent que la compression du cordon ombilical cause toujours la mort de l'enfant, s'il n'est secouru dans un temps convenable.

2.º Qu'on doit au contraire abandonner le travail à la nature, d'après les sages conseils de M. Baudelocque, lorsque le cordon devance la tête ou toute autre partie, toutes les fois qu'on a une

donnée presque certaine que l'accouchement peut
se terminer très-promptement. Nous observerons
que ces cas sont malheureusement très-rares, et
qu'il est quelquefois même bien difficile de pouvoir les distinguer l'un de l'autre. Si l'enfant vient
dans un état de syncope ou de mort apparente,
on ne doit point négliger les secours indiqués par
M. Fretau (*lieu cité*), qui sont principalement
de ne couper le cordon que lorsque l'enfant
donné quelques signes de vie, et que la circulation est rétablie dans les vaisseaux ombilicaux ; de
placer en attendant dans un bain d'eau tiède et de
vin surtout, le cordon, et d'employer en même
temps les autres moyens mécaniques propres à
déterminer l'irritabilité de ces organes.

3.° Enfin, quand le cordon est froid et sans pulsation, l'art doit tout céder à la nature, et ne pas
fatiguer la mère par une manœuvre au moins inutile, excepté néanmoins que cette dernière ne cou-
rût quelques dangers , ainsi livrée à elle-même.

Nous pensons, avec presque tous les praticiens
de nos jours, que lorsque les secours de l'art sont
malheureusement nécessaires pour terminer l'accouchement, on doit le faire de préférence avec
le forceps, parce qu'on est plus assuré de la conservation de l'enfant, qu'en allant chercher les
pieds : méthode qui n'est pas toujours sans incon-
vénient, par le désordre qui se passe quelquefois
du côté de la moëlle épinaire. D'ailleurs M. Gardien prétend qu'après la version de l'enfant, le

:ordon éprouve une pression presque aussi dangereuse pendant la durée du travail.

* *

ARTICLE IV.

*Le défaut de longueur du cordon ombilical peut-
il occasionner des accidens graves, et même
la mort de la mère ?*

Si le trop de longueur du cordon ombilical occasionne souvent des accidens fâcheux à l'enfant,
et même quelquefois sa mort, l'excès contraire est
quelquefois aussi la cause de la perte de la mère.

Lorsque le cordon est trop court, dit Mauriceau, (tome 1.er, p. 228), le travail de la femme
est bien plus pénible et plus dangereux, parce que
l'enfant demeure comme suspendu, et ne peut pas
si facilement descendre au passage, ni être poussé
par les douleurs de la mère, sans tirailler en même
temps l'arrière-faix, causer son détachement, et
occasionner par conséquent une perte plus ou moins
abondante. Le cordon trop court, selon La Motte,
(*lieu cité*, p. 908), est moins dangereux pour
l'enfant, que celui qui est trop long. Le premier
arrache le placenta, dit Deventer (p. 218). Le
sentiment de ces grands hommes joint à l'observation, va nous prouver cette vérité.

Eckard (*Accou.*, p. 20), place aussi au nombre

des causes qui peuvent retarder l'accouchement, le trop peu de longueur du cordon naturel ou accidentel.

Vingt-septième observation.

Mauriceau (*Obser.* 66.me), a été témoin d'une perte très-abondante chez une femme qui resta plus de vingt-quatre heures dans les douleurs de l'enfantement. Le cordon étant trop court, tirailla si fort le placenta, qu'il le décolla, ce qui occasionna une perte principalement à l'intérieur de la matrice. Le même auteur fait mention (*Observat.* 585.me et 624.me) de deux femmes, qui eurent une perte très-abondante, provenant du décollement du placenta, parce que le cordon était trop raccourci par les circulaires qu'il faisait autour du cou de l'enfant.

Vingt-huitième observation.

M. Leroux (*lieu cité*), accoucha le 12 janvier 1770, une femme dont la tête de l'enfant, après avoir passé le couronnement, resta plus de six heures à descendre et à remonter alternativement ; enfin, elle franchit la vulve, l'enfant respira et cria aussitôt : mais il fallut attendre de nouvelles douleurs pour finir l'accouchement. Les épaules n'étaient point enclavés. Au dernier effort de la mère l'ombilic de l'enfant fut entraîné contre la vulve, et s'en trouva si près, qu'il ne resta point de place pour faire la ligature du cordon, qui était très-gros et très-court. L'accouchement se termina par le décollement du placenta.

Le même auteur termina un accouchement avec le forceps, parce qu'il y avait une perte interne très-forte. Le tiraillement du cordon ombilical, qui était très-court, l'occasionna par le décollement du placenta.

Le peu de longueur du cordon ombilical peut non-seulement, comme nous venons de le voir, occasionner l'hémorragie par le décollement du placenta, mais encore le renversement de la matrice, s'il a des adhérences trop fortes avec ce viscère, accident presque toujours funeste à la mère, surtout si elle n'est promptement secourue par un homme de l'art.

Vingt-neuvième observation.

Levret (*suite de ses Obs.*, p. 187), se servit du forceps pour terminer un acccouchement d'un enfant qui avait deux tours de cordon au cou. Ce cordon se rompit pendant l'opération, sans qu'il s'en apperçût. Après avoir délivré la femme, il porta de nouveau la main dans l'utérus pour le vider des caillots, et il découvrit que son fond s'était en partie renversé; ce renversement avait été en partie produit par le tiraillement qu'avait exercé le cordon sur le placenta qui avait plus ou moins longtemps résisté.

Trentième observation.

M. Baudelocque rapporte (*Journ. de Méd. de Paris*, tome 3, p. 30), qu'une femme, touchant au moment d'accoucher, et voulant prendre quelques bains pour s'y préparer, fit un effort en sortant de la baignoire, et sentit à l'instant vers les lombes, une douleur aiguë qui fut suivie d'une petite perte que les boissons tempérantes et le repos firent cesser; le ventre grossit beaucoup et devint plus dur. Quarante-huit heures après l'accident, douleurs plus fortes, retour du sang et défaillances. M. Baudelocque trouva la matrice plus volumineuse et plus tendue que la veille, ce qui le décida à terminer l'accouchement. L'enfant présentait le dos. Les pieds dégagés, et les fesses parvenues à la vulve, cet accoucheur s'aperçut que le cordon passait entre elles et qu'il était très-tendu; ayant cherché à former une anse et prévenir par là son déchirement, le doigt à peine passé sur le cordon, l'extrémité qui répondait au dos se dégagea, et parut déchirée dans le lieu de son insertion au placenta. Ce cordon qui faisait deux circulaires autour du cou, n'avait pas plus de deux pouces et quelques lignes de longueur dans la partie qui remontait vers le dos. L'enfant n'était pas mort, mais très-faible. La femme mourut quarante jours après ses couches, des suites de la perte. Le placenta avait encore été détaché chez cette femme par les fortes trac-

ions qu'avait exercé sur lui le cordon trop
accourci par les circulaires qu'il faisait autour
u cou.

Trente-unième observation.

M. Malgougré (*Ann. de Méd. de Montp.*,
tome 5, p. 144), a rencontré dans un accouche-
chement qu'il fit le premier mars 1805, un cordon
ombilical de deux pouces huit à neuf lignes. L'enfant était bien situé. L'expulsion des eaux, de l'enfant et du placenta se firent en même temps. Il y
eut une petite perte interne qui nous fut prouvée,
dit l'auteur, par les caillots qui sortirent après
l'expulsion totale de l'enfant et de ses dépendances.

Le placenta fut vraisemblablement décollé avant
que la tête ne s'engageât dans l'excavation du bassin; le peu de longueur du cordon et la manière
dont se termina l'accouchement nous le prouvent,
ar si ce décollement n'avait eu lieu, l'accouche-
nent n'aurait pu se faire sans renversement de la
matrice, non plus que dans celui rapporté dans
l'observation de M. Roux.

Quelques auteurs ont conseillé dans ce cas-ci,
comme dans celui où le cordon est trop long,
mais qui se trouve raccourci par les circulaires
qu'il fait autour de quelques parties, d'aller le
couper, tant que l'enfant est encore renfermé dans
le sein de la mère. Qu'on se rappelle de ce que
nous avons déjà dit des difficultés que présente

cette opération ; d'après cela et les dangers aux-quels on expose la mère et l'enfant, quel sera le téméraire qui osera introduire sa main armée d'un instrument dans l'utérus, pour faire cette opération ? surtout lorsqu'il n'aura pas des signes plus certains que le retardement de l'accouche-ment, puisqu'il peut être retardé comme nous l'a-vons prouvé, par toute autre cause.

Presque tous les praticiens fournissent des exem-ples de cordons de cinq à six pouces de long, et même au-dessous, comme celui de M. Malgougré. L'on sent bien que le peu de longueur de ces cor-dons peut occasionner les accidens dont nous ve-nons de rapporter les observations, car si, dans un pareil cas, le placenta est attaché vers le fond de l'utérus, il est très-difficile de concevoir que les deux points fixes du cordon étant si rapprochés, la tête puisse s'éloigner plus ou moins du détroit abdominal, sans tirailler par ce même cordon, le placenta, le décoller enfin plutôt ou plus tard, et occasionner une hémorragie souvent funeste à la mère et quelquefois à l'enfant, et d'autres fois, un renversement de l'utérus, si le placenta résiste trop à ces secousses, accident presque toujours mortel pour la mère, surtout si elle est livrée entre les mains de ces routinières qu'on appelle très-im-proprement sages-femmes.

Le cordon ombilical, comme nous l'avons dit plus haut, sans être trop court par le fait, peut le devenir par son entortillement, et occasionner

uelquefois les mêmes accidens (*M. Baudeloc-
ue., Princ. des Accou.*, p. 225); nous en avons
apporté des exemples. Il nous semble cependant,
que ces accidens devraient arriver rarement, si
l'on fait attention à la différence qu'il y a entre
les deux cas. Lorsque le cordon est trop court par
l'effet des circulaires qu'il fait autour du cou ou
autres parties, l'effet de la secousse ou du tirail-
ement qui arrive immédiatement après la douleur,
doit plutôt se porter du côté de l'enfant, que du
côté du placenta, parce que la tête étant plus ou
moins libre, et tirée presque directement par le
cordon, doit obéir à l'impulsion qui lui est im-
primée, et offrir, par conséquent, moins de résis-
ance que le placenta, qui, dans un pareil cas,
devient le point fixe de cette corde, tandis que
la tête en est le point mobile, ce qui fait que cette
dernière doit être plus ou moins retirée, relativement à la violence de la douleur et à l'abaisse-
ment qu'a éprouvé le fond de l'utérus. Dans le
cas où le cordon est réellement trop court, le
contraire doit avoir lieu, c'est-à-dire que l'effet
de la rétraction doit se porter et se passer entièrement du côté du placenta, qui, à son tour,
devient le point mobile; dans cette hypothèse,
lorsque le tiraillement commence à avoir lieu,
le corps de l'enfant se trouvant déjà plus ou moins
avancé, la tête, qui, éloignée du détroit abdominal, ne peut plus obéir au mouvement de rétraction que lui imprime la matrice, après sa con-

traction, au moyen du cordon, parce que l'action de celui-ci se passe à l'ombilic et non au cou, comme dans le cas précédent. Les choses étant ainsi disposées, et la tête ne pouvant subir aucun déplacement, parce qu'elle est trop éloignée de la puissance, tout l'effet doit se passer du côté du placenta qui en est décollé, ou s'il résiste trop à cause des fortes adhérences, pour lors le fond de la matrice est entraîné et renversé dans une plus ou moins grande étendue. Dans l'un et l'autre cas, la femme court les plus grands dangers.

Il résulte de ce que nous venons de dire, que lorsque le cordon fait des circulaires autour du cou de l'enfant, quoique sa tête soit très-basse, l'action de la secousse se passe le plus souvent néanmoins sur cette partie, et non sur le placenta, et, dans cette hypothèse, la rétraction ne se fait point ressentir à l'ombilic comme dans l'autre, mais bien au cou, partie assez voisine de la tête, pour que celle-ci obéisse. Il est facile de concevoir la différence qu'il doit y avoir entre ces deux points fixes du cordon, par rapport à la rétraction. Dans le second cas, c'est-à-dire, lorsque le tiraillement du cordon doit se porter du côté du placenta ou de l'ombilic, la rétraction de la tête, si elle a lieu, doit être peu sensible, au moins, lorsque cette partie est un peu avancée.

Les signes qui peuvent nous faire reconnaître cette disposition du cordon, sont les mêmes que ceux déjà rapportés, pour nous faire connaître

son entortillement, par conséquent aussi équivoques les uns que les autres, pour le moins. Je dis
pour le moins, parce que, lorsque le cordon est
entortillé, s'il est possible de porter le doigt autour du cou de l'enfant, on peut reconnaître cette
disposition, au lieu que, lorsqu'il est trop court,
ce signe manque absolument, et ce n'est qu'après
la sortie de l'enfant qu'on peut le savoir, ou qu'a-
près avoir introduit la main dans l'utérus, si on se
décide à aller chercher les pieds pour terminer
l'accouchement. L'obscurité de ce signe peut être
d'autant plus nuisible à la mère, qu'il retarde l'application des moyens qui pourraient lui être quelquefois salutaires, en s'opposant à une trop grande
effusion de sang. L'on peut cependant, en se rappelant les différentes observations que nous avons
rapportées, conjecturer cette disposition, lorsque
l'accouchement est retardé sans cause apparente,
c'est-à-dire, que les douleurs sont bonnes et sou-
tenues, que l'enfant est bien placé, et que la tête
paraît être libre, soit au détroit abdominal ou dans
l'excavation du bassin, lorsqu'il survient pendant
le travail, une perte plus ou moins abondante dont
on ignore la cause, et qui ne dépend pas de l'attache du placenta à l'orifice interne de la matrice.

Nous venons de voir que cette disposition du
cordon peut occasionner la perte ou le renversement de l'utérus, accidens d'autant plus graves
pour la mère, que nous n'avons pas des signes certains pour reconnaître la cause qui doit les pro-

duire. Le dernier surtout, ne peut être connu qu'a-près la sortie de l'enfant, et si on n'y remédie promptement, en rétablissant l'organe dans son état naturel, la femme succombera en peu de temps. La perte s'annonçant par une effusion de sang, même avant la sortie de l'enfant, on doit tâcher d'y remédier le plutôt possible. Depuis que l'art est guidé par l'observation, il indique de ter-miner l'accouchement par les pieds, dans le cas de perte abondante, et qu'on ne peut arrêter par les moyens connus, soit qu'elle vienne du décollement du placenta ou d'ailleurs. Mais ne pouvant em-ployer cette manœuvre, quand la tête est trop avancée dans l'excavation du bassin, parce qu'on ne peut la repousser pour aller chercher les pieds, l'on doit pour lors employer le forceps pour sau-ver la mère et l'enfant, sans quoi on aurait souvent la douleur de les voir périr l'une et l'autre par la même cause. Nous pouvons faire l'application de cette méthode à l'objet qui nous occupe, puisque ce vice du cordon occasionne cet accident.

L'observation suivante, fournie par La Motte, (*Obs.* 249.me), à laquelle nous pourrions en join-dre un grand nombre d'autres à peu près sem-blables, nous confirme cette doctrine.

Trente-deuxième observation.

Cet accoucheur donnant des secours à une femme, chez laquelle la tête de l'enfant se pré-

entait au couronnement, s'apperçut que le sang
enait avec abondance, et il ne douta pas, dit-il,
u'il ne vînt du décollement du placenta. Vu cet
ccident, il aurait voulu terminer l'accouchement,
e qu'il ne put faire, parce que l'enfant était très-
vancé; mais par bonheur que la femme montra
eaucoup de courage, fit valoir ses douleurs, et
ccoucha d'une fille. Etait-elle morte ou vivante?
'est ce que l'auteur ne dit pas : il dit seulement
ue la mère se rétablit.

La Motte fut obligé d'abandonner cet accouche-
nent à la nature, et d'exposer ainsi la mère à pé-
ir d'hémorragie, parce qu'il ne connaissait point
e forceps, cet instrument salutaire qui a tant
auvé de victimes entre les mains des hommes
ages, prudens et éclairés, et dont les avantages,
lit M. Baudelocque (*Art des Accou.*, tome 2,
. 43), ne sont jamais si évidens que dans les cas
ù il faut ajouter aux forces de la mère. Le forceps,
ontinue le même auteur, est le plus utile de tous
es instrumens de chirurgie (*Lieu cité*, p. 33).
Ceux qui le regardent comme dangereux et abso-
ument inutile, ne connaissent ni sa manière d'a-
gir, ni les difficultés de l'art, et ne l'ont jamais jugé
ans doute, que d'après l'abus qu'ils en on fait eux-
nêmes. On peut s'en rapporter au jugement de cet
auteur, trop célèbre pour ne pas avoir des jaloux;
mais que peuvent les traits de l'envie contre une
réputation si brillante et si bien méritée?

Smellie répond à peu près sur le même ton aux

critiques de cet instrument. « On s'est, *dit cet au*
» *teur*, soulevé tout d'un coup contre les maître
» de l'art, comme s'ils se plaisaient à se servi
» d'instrumens et à recourir à la violence dans l
» cours de leur pratique; mais cette rumeur n'es
» venue que de l'ignorance de ceux qui ne saven
» pas que les instrumens sont quelquefois abso
» lument nécessaires, ou de l'avidité de quelque
» accoucheurs. » Il s'est donc trouvé dans tous le
temps, des hommes jaloux et méchans, plus em
pressés de détruire la réputation de leurs confrè
res, que de suivre les progrès d'un art qu'ils dés
honorent.

D'après ce que nous venons de dire des vices d
cordon ombilical, il en découle naturellement le
corollaires suivans :

Premier corollaire. Qu'il faut toujours se pré
munir pour la pratique des accouchemens, contr
la théorie de certains auteurs, lorsqu'elle n'es
point le fruit de l'expérience et de l'observation

Second. Que les circulaires du cordon ombili
cal autour du cou ou de quelque autre partie d
l'enfant, nous paraissent être quelquefois un obs
tacle à l'accouchement, en retenant la tête, c
qui oblige, lorsque le cas est bien reconnu, et qu
les jours de la mère et de l'enfant sont menacés
de terminer l'accouchement au moyen du forceps
Cette pratique nous paraît confirmée par la raiso
et par l'expérience des maîtres de l'art.

Troisième. Que les fortes douleurs même prolongées, quoique la tête avance très-lentement, ne sont pas toujours un signe certain que cette disposition du cordon s'oppose à l'accouchement, puisqu'il peut souvent être retardé, quoique le cordon soit dans son état naturel, comme nous en avons fourni plusieurs exemples. Nous avons fait remarquer que ces deux cas méritaient la plus grande attention de la part de l'accoucheur, pour ne pas mettre en usage une manœuvre qui serait pour le moins inutile dans le dernier.

Quatrième. Que l'entortillement du cordon autour du cou de l'enfant, peut quelquefois occasionner sa mort, si on ne défait promptement ces circulaires aussitôt que la tête a franchi le détroit inférieur.

Cinquième. Que le cordon ombilical peut se nouer, même dans plusieurs endroits, tant que le fœtus est encore renfermé dans le sein de la mère; mais que si ces nœuds étaient serrés au point que l'ont prétendu quelques auteurs, sa mort serait toujours certaine, parce qu'il est malheureusement impossible de reconnaître cette disposition avant la naissance, et par conséquent d'y remédier. Nous avons cherché à expliquer ce phénomène.

Sixième. Que la compression du cordon ombilical a de tous les temps, été regardée par les praticiens, comme mortelle pour l'enfant, si l'on ne termine promptement l'accouchement; quelques-uns même prétendent qu'on n'est jamais à temps de le faire.

Septième. Que le défaut de longueur du cordon ombilical occasionne presque toujours, non-seulement le décollement du placenta, et par suite, l'hémorragie, mais encore le renversement de l'utérus, accident presque toujours mortel pour la femme, par l'obscurité des signes qui pourraient nous le faire connaître. Si cependant on est assez heureux pour s'en assurer ou pour le soupçonner, l'on doit, pour sauver la mère, terminer l'accouchement par les pieds, ou au moyen du forceps, si la tête est déjà trop avancée.

Huitième. Que le conseil que donnent quelques auteurs d'aller couper le cordon ombilical tant que l'enfant est encore renfermé dans le sein de la mère, lorsqu'il est trop court, ou rendu tel par des circulaires, est trop cruel pour être mis en pratique, d'autant qu'il peut être suivi d'accidens funestes pour la mère et pour l'enfant.

TROISIÈME MÉMOIRE

Sur les convulsions qui surviennent aux femmes pendant la durée de la grossesse, ou pendant le travail de l'enfantement.

LES convulsions chez les femmes grosses, ont toujours été considérées comme un des accidens les plus funestes et les plus dangereux pour la mère et pour l'enfant, puisqu'ils peuvent être l'une et l'autre, les victimes ds cette cruelle maladie, s'ils ne sont promptement secourus. C'est ce qu'avancent Mauriceau, La Motte, Smellie, Levret, Baudelocque et plusieurs autres praticiens, d'après leur propre expérience, surtout lorsqu'elles surviennent, disent-ils, à la suite d'une perte. Cependant, malgré cet assentiment général, confirmé par l'observation journalière, Roderic de Castro et Mercatus ont regardé cette maladie comme de si peu de conséquence, qu'ils n'ont presque rien prescrit pour la combattre. C'est vraisemblablement d'après ces principes, que tant de mères et d'enfans ont péri et périssent tous les jours dans nos provinces, faute de leur administrer les secours propres à les arracher des bras de la mort. L'on trouvera la preuve de ce que nous avançons dans le cours de ce Mémoire.

Si, par sa constitution naturellement sensible et irritable, la femme est plus exposée que l'homme aux différentes époques de sa vie, aux spasmes et convulsions, cette disposition doit être singulièrement augmentée pendant la grossesse, puisque dans cet état, plus que dans tout autre, ses passions sont plus vives et plus exaltées, que les propriétés vitales de la matrice sont plus développées, ce qui fait que la moindre chose suffit quelquefois pour occasionner chez elle un ébranlement plus ou moins considérable dans l'économie animale, et, par conséquent, un désordre dans tout le système nerveux.

Les vapeurs hystériques et hypocondriaques, l'amour excessif, l'abus des plaisirs, les passions violentes, la peine, le chagrin, la colère, les frayeurs, la terreur, les veilles, la suppression des règles ou de quelque autre humeur cutanée, les embarras gastriques, les vers, l'usage des drastiques et des vomitifs, l'abstinence, lorsqu'elle est forcée, les rétentions d'urine, une fièvre violente, les plaies, surtout la piqûre des nerfs, les coups à la tête, etc., sont les causes les plus ordinaires des convulsions chez tous les individus. Mais chez les femmes grosses, elles en reconnaissent encore d'autres parti-

lières, telles sont les pertes utérines abondantes,
douleurs qu'occasionne la distention trop forte
presque contre nature, des fibres de la matrice,
travail long et laborieux, la pléthore, dépen-
ante quelquefois de la difficulté qu'éprouve le
ng de passer dans l'urètre ventrale, à raison de
compression qu'exerce sur elle l'utérus, surtout
endant la douleur, ce qui fait que le sang se porte
ec trop d'impétuosité et d'abondance au cerveau.
ans ce cas, la face est rouge, animée, et la femme
plaint d'un violent mal de tête. En un mot, si
ut ce qui retient le sang à la tête et irrite les
erfs, peut occasionner les convulsions, nous ne
vons pas être étonnés que les femmes grosses y
ient si exposées, puisqu'elles sont, comme nous
vons déjà fait remarquer, si sensibles et si irri-
bles pendant tout le temps de la gestation. Ce
e nous avançons ici, se trouve confirmé par les
vertures des cadavres dans lesquels le cerveau
ses vaisseaux sanguins ont été trouvés gorgés
rupturés au point de produire des inondations
la base du crâne. La moëlle de l'épine a aussi
fert dans ces cas, quelquefois, des marques d'une
tération profonde.

Les convulsions chez les femmes grosses, sont
dinairement précédées et annoncées par quel-
es-uns des symptômes suivans : Violent mal de
te, au front ou à la nuque, vertiges, assoupisse-
ent, berlues étincelantes, perte de la vue, tin-
nent des oreilles, baillemens, engourdissement

dans les membres, inquiétudes, mal-aise général
impatience, perte de sang plus ou moins abon
dante, etc., etc.

Les convulsions peuvent attaquer les femme
aux différentes époques de leur grossesse ; celle
qui surviennent à la fin du terme ou pendant l
travail, et qui dépendent ordinairement de l'un
des causes que nous avons dit être particulières
l'état de gestation, toutes choses égales d'ailleurs
sont moins dangereuses que celles qui arrivent
toute autre époque de la grossesse. Les convulsion
proprement dites, sont moins à craindre que le
épileptiques ; celles qui sont accompagnées d'af
fection cérébrale sont plus dangereuses que celle
où les fonctions du cerveau restent dans leur inté
grité ; c'est ce qui paraît confirmer l'aphorism
suivant de Mauriceau : « La convulsion, dit-i
» met la femme grosse et son enfant en dange
» de sa vie, qui est toujours d'autant plus grand
» que la femme ne revient pas à la connaissanc
» dans l'intervalle des accès de la convulsion.
La femme court toujours le plus grand danger
lorsque les convulsions sont la suite d'une fort
pléthore, et elle est perdue, dit Levret, quand elle
viennent d'inanition. Il y a peu de ressource, lor
que les femmes tombent dans l'assoupissement o
dans un état apoplétique. Si l'accouchement, disen
tous les praticiens, ne fait point cesser les convul
sions, la femme périra. Cette sentence ne s'c
malheureusement que trop souvent confirmée. E

n, le pronostic est d'autant plus incertain, que la ause est peu connue.

Nous divisons en trois classes, les convulsions ui attaquent les femmes pendant la durée de leur rossesse. La première comprend celles qui se ma-ifestent pendant le temps de la gestation, mais ont les accès sont rares, de courte durée, et quel-uefois uniques, qui ne sont point compliquées 'affections cérébrales, c'est-à-dire, celles après esquelles les femmes reprennent immédiatement usage des sens. Cette espèce, est assez connue, et arement est-elle suivie d'accidens. Il n'est pas de raticien qui ne l'ait observée plusieurs fois.

Nous rangeons dans la seconde classe, celles ui surviennent depuis le premier moment de la rossesse, jusque vers le septième mois, mais qui eviennent souvent, et dont les accès sont plus ou noins longs, qui affectent les fonctions du cer-eau, et qui sont quelquefois compliquées d'épi-epsie, etc.

Nous plaçons enfin dans la troisième classe, elles qui arrivent à l'époque où l'enfant est via-le, c'est-à-dire, depuis la fin du septième mois usqu'au moment de l'accouchement; et ce sont elles-ci qui vont fixer plus particulièrement nôtre ttention. Nous dirons seulement que les ressour-es de l'art dans la première classe, se bornent aux aignées, aux anti-spasmodiques, au régime et à loigner les causes qui auraient pu produire ces ffets.

Dans la seconde, c'est-à-dire, dans le cas de convulsions violentes, ou même épileptiques, les moyens indiqués et qui semblent avoir eu quelques succès, sont les saignées du bras, les sangsues à l'anus, à la vulve, les vessicatoires principalement entre les épaules, les bains, les lavemens, les anti-spasmodiques, etc., moyens, dit un auteur moderne, qui peuvent bien quelquefois sauver la mère, mais qui laissent toujours périr l'enfant. Ce pronostic serait bien affligeant pour l'homme de l'art appelé pour donner des secours à cette malheureuse mère, s'il n'était prouvé faux par un grand nombre d'observations auxquelles je pourrais joindre les suivantes prises dans ma pratique :

Première observation.

La nommée Mirabens, habitante de la campagne, d'un tempérament phlegmatico-nerveux forte et robuste, fut atteinte, vers sa dix-septième année, de quelques légères attaques de convulsions épileptiques. Je fus consulté à cette époque et je conseillai les bains, les délayans, un bon régime et les anti-spasmodiques, entre autres, l'usage de la valérianne sauvage en substance. Ces moyens produisirent d'assez bons effets, et les règles qui avaient été supprimées, reparurent à l'ordinaire. Quelque temps après, cette jeune personne se maria, et devint bientôt grosse; à cette époque les convulsions devinrent plus fréquentes et plus fortes. La saignée du bras fut quelquefois mise en usage, et j'eus de nouveau recours aux moyens indiqués plus haut, qui calmèrent et éloignèrent les accidens, et la grossesse ayant parcouru ses périodes ordinaires, l'accouchement se termina très-heureusement d'un garçon vivant, et bien portant.

Seconde observation.

En mai 1804, la femme du sieur Montagne, négociant de cette ville, âgée d'environ vingt-quatre à vingt-cinq ans, d'un tempérament sanguin, forte et robuste, fit une chute vers le quatrième mois de sa grossesse. Immédiatement après elle éprouva plusieurs attaques de convulsions très-fortes avec perte de connaissance. Les antispasmodiques, les bains et la saignée du bras les firent cesser; mais ces accidens se répétèrent ensuite, à des époques plus ou moins éloignées, pendant toute la durée de la grossesse, et furent toujours combattues avec succès, avec les mêmes moyens. La dernière attaque eut lieu quinze jours avant l'accouchement, qui se termina très-heureusement, au terme ordinaire, d'un garçon bien portant, et qui vit encore.

Troisième observation.

Je fus appelé au commencement du mois d'août 1807, vers les neuf heures du soir, auprès de la femme Blaise, âgée d'environ trente-six ans, habitante de Tonneins, d'un tempérament sec et nerveux, mère de plusieurs enfans, grosse d'environ sept mois; atteinte depuis les cinq heures du soir, de convulsions violentes, survenues à la suite d'un fort accès de colère, et qui lui avait fait perdre la connaissance et la parole. Le médecin appelé d'abord, mit en usage les bains et les anti-spasmodiques, qui firent bien cesser dans l'espace de deux ou trois heures, les mouvemens convulsifs, mais qui ne ramenèrent ni la connaissance ni la parole. Vers les huit heures, appercevant des douleurs qui annonçaient le travail de l'accouchement, je fus donc appelé. Ayant trouvé la femme dans l'état que je viens de décrire, mais assez calme, les douleurs faibles et éloignées, et rien ne paraissant encore préparé pour l'accouchement, nous convinmes qu'on continuerait l'usage des anti-spasmodiques, et qu'on ne tenterait rien jusqu'à nouvel ordre. Les accidens disparurent pendant la nuit, et nous trouvâmes le lendemain la malade avec sa connaissance ordinaire, et nous rendant raison de tout ce qu'elle sentait. Elle fut bientôt remise, n'éprouva plus de mouvemens convulsifs, et accoucha naturellement et heureusement à l'époque de neuf mois, d'un garçon vivant qu'elle nourrit fort bien.

Les observations que nous venons de rapporter, sont confirmées par celles des plus grands maîtres, tels que Mauriceau, Levret, Baudelocque, etc.,

tous ces auteurs ont vu, comme nous, des
nvulsions survenir vers les derniers temps de la
ossesse, cesser entièrement par les moyens dont
us avons parlé, et l'accouchement ne se terminer
'au terme ordinaire de neuf mois. Ces moyens
 doivent donc point être négligés, à quelque
oque de la grossesse que se trouve la femme,
cepté, néanmoins, le cas où les convulsions ne
rviennent qu'à la suite d'un travail long et pé-
ble, et que la tête est à même de franchir le
troit périnéal, parce qu'on ne peut, dans ce cas,
connaître d'autre cause que la violence des
uleurs, et ce serait perdre la mère et l'enfant,
e de différer d'un moment l'application du
rceps.

Relativement à la troisième classe de convul-
ons, c'est-à-dire à celles qui n'attaquent les
mmes que du septième au neuvième mois de la
ossesse, ou même pendant le travail : outre les re-
èdes indiqués plus haut, il reste encore à l'accou-
eur une ressource, reconnue très-efficace par
us les praticiens (1), c'est l'accouchement ; soit
u'on le termine par les pieds ou avec le forceps.
. Baudelocque (*l'Art des Accou.*, tom 1.er,
. 378), préfère ce dernier moyen, surtout si
s convulsions sont permanentes, à cause du
anger qu'il y a de retourner l'enfant pour l'a-

____

(1) Mauriceau, Lamotte, Smellie, Levret, Baudelocque,
eleurie, Amilton, etc.

mener par les pieds. M. Gardien (*Traité d'Acco*
tom. 2, p. 171), est du même avis et régar
aussi la version de l'enfant comme très-dang
reuse. Nous observerons cependant, qu'il n'
pas toujours possible de suivre le conseil de c
deux praticiens célèbres, parce que la tête n'
pas toujours à portée d'être saisie par le force
dans un pareil cas seulement on doit aller cherch
les pieds.

Lorsque les femmes grosses sont atteintes de ce
cruelle maladie près de la fin de leur terme,
en travail, il essentiel, ainsi que dans les autre
cas, de remonter s'il est possible aux causes qu
l'ont déterminée, et de ne pas la considérer tou
jours, comme produite par l'une de celles qu
nous avons dit être particulières aux femme
grosses. Sans cette précaution il serait facile d
confondre les différentes espèces de convulsions
et cette erreur pourrait faire recourir à l'accou
chement, dans des cas ou cette manœuvre serai
au moins inutile. C'est d'après la recherche et l
connaissance de ces causes, que Dehaen a donn
l'émétique avec succès, dans le cas d'embarra
gastrique, et Ven-des-Bosch, les vermifuges, dan
des convulsions occasionnées par la présence de
vers dans le canal alimentaire; et que d'autres
ont employé efficacement les sang-sues à l'anus,
dans la supression des hémorroïdes; à la vulve, lorsqu'elles paraissaient venir de l'engorgement de l'u-
térus, et que La Motte fit cesser, en donnant issue

urines retenues depuis longtemps chez deux
mes qui accouchèrent ensuite naturellement
Dumont, dans un cas de convulsions déter-
ées par une perte utérine chez une femme de
rante ans qui touchait à la fin de sa onzième
sesse, employa heureusement pour la mère et
r l'enfant, la méthode de Puzos; la perte cessa,
convulsions disparurent et l'accouchement se
nina assez promptement.

Quelques auteurs ont pensé, dit M. Gardien
m. 2, p. 261), que l'on pouvait attribuer les
vulsions, à la distention énorme de la matrice
une quantité considérable d'eau; l'on pourrait
permettre la rupture des membranes, qui en
endant cet organe pourrait les faire cesser. Nous
sons que ces cas doivent être très-rares, et que
s tous les autres, cette rupture peut devenir
gereuse et augmenter même les convulsions, si
couchement n'est promptement terminé, natu-
lement où par le secours de l'art. M. Gardien,
it aussi qu'on peut se le permettre après une
née, lorsque les convulsions dépendent uni-
ment de l'engorgement du cerveau, parce-
après cette opération, l'artère abdominale
nt moins comprimée, laissera passer une plus
nde quantité de sang vers les extrémités infé-
ures, et les convulsions cesseront; mais il observe
e cette espèce de convulsion, doit être soigeuse-
ent distinguée de celles qui sont produites par la
sibilité extrême de la matrice, et par la dou

leur vive qui accompagne la dilatation du col
à son déchirement, car, dans ces derniers cas,
augmenterait les convulsions. Ainsi nous diso
qu'on ne doit en général rompre les membran
dans les cas de convulsions, que lorsqu'on est d
cidé à terminer l'accouchement ; dans le cas co
traire, on rend le travail plus difficile et l'
expose la vie de l'enfant. Il est donc bien impo
tant de remonter à la cause, et d'employer po
la combattre, tous les moyens indiqués par l'a
avant de se déterminer de pratiquer l'accouc
ment. C'est vraisemblablement cette distincti
des causes, qui a engagé Levret à proposer
questions suivantes ; « Doit-on saigner toutes
femmes grosses qui tombent en convulsion
(*Essai sur les Abus*, p. 14). Cet auteur répo
qu'on doit le faire toutes les fois qu'elles ont le
siége au cerveau, mais qu'il faut s'en abste
dans les cas contraires.

Quoique le plus grand nombre des anciens ai
regardé les convulsions chez les femmes gross
une maladie des plus dangereuses et des p
meurtrières, et que quelques-uns, tels que
Aëtius, les Paul d'Egine, les Avicenne, les Far
les Rhodius et autres ayent même dit qu'elles
vaient trouver, dans l'accouchement, une terr
naison heureuse. Il paraît, cependant, qu'ils n'
jamais mis en pratique ce qu'ils ont conseillé
et qu'ils se sont toujours contentés des saign
et des anti-spasmodiques dans tous les temps de

estation. Ce qui prouve ce que j'avance, c'est
que nous ne connaissons aucune observation d'eux
qui nous confirme qu'ils ayent employé cette mé-
hode. Saviard, cet homme reconnu pour un des
plus grands praticiens de son temps, n'aurait pas
laissé périr misérablement la femme qui fait le
sujet de sa 101me observation, sans terminer
l'accouchement, s'il avait été plus familiarisé
avec cette ressource salutaire qu'il ne pouvait entièrement ignorer, puisqu'il était contemporain
de deux hommes célèbres, Mauriceau et La Motte,
qui ont sauvé plusieurs femmes en suivant cette
pratique.

Quatrième observation.

Une femme de vingt-deux ans, dit Saviard,
près d'accoucher, entra à l'Hôtel-Dieu, le 3 avril
1693, se plaignant d'un grand mal de tête. Le
quatrième jour après sa réception dans la salle
des accouchées, elle fut attaquée de convulsions
épileptiques très-violentes, qui lui firent perdre
le jugement et la connaissance. La femme vécut
dans cet état, trente heures, et mourut sans accoucher. L'ouverture du cadavre fut faite immédiatement après, et l'on trouva l'enfant mort.
L'accouchement forcé aurait-il sauvé la vie à la
mère et à l'enfant ? Que les praticiens pronon-
cent!

Nous serons moins étonnés de la pratique ti-
mide de la plupart de nos anciens maîtres, lors-

que nous réfléchirons, que cette branche de l
médecine était, de leur temps, entièrement entr
les mains des femmes, dont le plus grand nombr
ignorait, comme aujourd'hui, les premiers élé
mens de la science, et que les gens de l'art n'é
taient appelés que dans les cas désespérés, ou lor
qu'il fallait opérer. Les sages-femmes ayant re
marqué que la perte des mères et de leurs enfan
était très-souvent la suite inévitable des convul
sions, s'accoutumèrent à regarder comme inutile
les secours de l'art, et ne balancèrent plus dan
de pareils cas, à sacrifier à leur ignorance deu
victimes à la fois. Les chirurgiens, ainsi écartés
et ne voyant que par hasard de tels accidens, n
pouvaient, faute de faits, établir aucun précept
de pratique. En supposant même qu'ils eussent re
connu la nécessité de terminer l'accouchement
ils n'auraient pu le faire avant la découverte d
forceps, qu'en sacrifiant l'enfant, toutes les foi
que sa tête aurait occupé l'excavation du bassin
C'est ce qui arriva au praticien dont parle Mau
riceau dans sa 584me observation, puisqu'il fu
obligé d'arracher impitoyablement l'enfant ave
des crochets, après avoir vidé le crâne. Cette ob
servation n'est pas, malheureusement, la seule e
ce genre; La Motte nous en fournit encore un ter
rible exemple dans sa 365me observation, puis
qu'il fut obligé, pour terminer l'accouchement
d'ouvrir aussi le crâne de l'enfant avec des ciseaux
Quel désagrément pour l'opérateur! Quelle hor-

eur pour les assistans, et quel malheur pour l'enfant ! Mais finissons de pareilles citations qui révoltent la nature, et tirons plutôt le rideau sur de semblables scènes, qui, non pour la honte de l'art, mais pour celle des artistes, se sont encore répétées de nos jours.

Si, au contraire, nous résumons tout ce que le plus grand nombre des praticiens modernes, fondés sur l'observation, ont écrit sur cette matière, en découlera naturellement le principe suivant : que dans le cas de convulsions qui menacent les jours de la mère et de l'enfant, lorsqu'on a employé inutilement les secours de l'art, et que la nature paraît impuissante, quoique l'enfant soit même bien placé, on doit terminer l'accouchement si la femme est à une époque de la grossesse qui assure que l'enfant est viable, mais surtout, si elle est en travail. Car, dans ce dernier cas, les convulsions proviennent le plus souvent des douleurs qu'éprouve la mère, causées par les fortes distensions des fibres musculaires et nerveuses, et d'une irritation qu'éprouvent les parties génitales et environnantes, dont la cause matérielle est le fœtus. L'on sent bien que, dans une pareille circonstance, tout autre secours de l'art deviendrait non-seulement inutile, mais dangereux, par le retard qu'il apporterait à la délivrance.

L'opinion que j'avance ici, paroîtra sans doute contraire à l'avis que des auteurs célèbres donnent, de ne jamais terminer l'accouchement dans le cas de convulsions, si la nature n'a déjà commencé le travail. Malgré le respect infini que j'ai pour ces grands maîtres de l'art, je ne puis cependant m'empêcher de croire, que lorsque la femme est atteinte, vers la fin de son terme, de convulsions extraordinaires, et surtout épileptiques ; et que la cause paraît dépendre de l'état de grossesse, il faut imiter La Motte (*Obs.* 362me), et Smellie (tome 3, p. 188), qui, dans de pareilles circonstances, quoique le travail ne fût pas encore déclaré, percèrent les membranes, terminèrent l'accouchement, et furent assez heureux pour sauver la mère et l'enfant ; sans cette manœuvre ils auraient infailliblement péri l'une et l'autre.

L'ignorance ou l'oubli, ou même la négligence de ce précepte, a coûté la vie à un grand nombre de mères et d'enfans, comme le prouvent les observations suivantes, et un grand nombre d'autres qui n'ont point été recueillies. Smellie (tome 2, p. 570, et tome 3, p. 190) a vu périr, presque à la fin de leur terme, par suite de convulsions violentes, deux femmes en travail, parce que les parens s'opposèrent à ce qu'il terminât ces deux accouchemens. La Motte (*Obs.* 361^mc) dit avoir reçu deux enfans morts, parce qu'il ne put secourir la mère à temps. Levret (*Accouch. lab.*, p. 208) en termina un dans un cas semblable, d'un enfant mort aussi, parce qu'il fut appelé trop tard.

M. Gondinet, docteur en médecine (*Jour. de*

Méd. de Montp., tome 8) rapporte, que dans un cas de convulsions épileptiques violentes, survenues pendant le travail, l'accouchement se termina naturellement, quelque temps après un bain, d'un enfant mort, *qui paraissait n'avoir perdu la vie*, dit l'auteur, *que depuis peu de temps*. Les convulsions cessèrent immédiatement après la sortie de l'enfant, et la mère fut sauvée. Vu la violence et la longueur des accès, dont quelques-uns durèrent jusqu'à trois quarts d'heure, ne devait-on pas pratiquer l'accouchement ? En le terminant de suite avec le forceps, il eut été possible de sauver l'enfant; au lieu de plonger la mère dans un bain, en supposant même que le bain fût nécesssaire, pourquoi ne pas avoir terminé l'accouchement, en sortant la femme de l'eau ? Dans un cas aussi périlleux, on ne doit pas toujours s'en rapporter aux soins de la nature. L'on est d'autant plus fondé à faire cette question, que l'auteur semble tracer lui-même cette marche, lorsqu'il dit au chirurgien qui vint le consulter chez lui, *que la femme était en très-grand péril, et qu'il était urgent de la délivrer.*, et lorsqu'il établit dans le troisième principe de son Mémoire, que *les convulsions nées dans le temps du travail, par la violence des douleurs ou autrement, se faisant sentir à la matrice, font immanquablement perdre la vie à l'enfant.*

Au reste, nous n'avons point cité cette observation comme un modèle à suivre, mais seulement pour prouver que l'accouchement est un moyen propre à faire cesser les convulsions, et que si on avait terminé celui-ci de force, au lieu de l'abandonner aux soins de la nature, l'on aurait pu sauver l'enfant. S'il fallait rapporter les passages des auteurs praticiens pour confirmer cette doctrine, il faudrait les citer tous, excepté ceux consultés par l'accoucheur qui était auprès de la malheureuse mère.

L'observation de M. Baignères, que l'auteur a voulu assimiler à la sienne, est bien différente quoique la femme qui en fait le sujet, éprouvât à peu près les mêmes accidens ; mais il faut considérer que celle-ci n'était qu'au huitième mois de sa grossesse, que l'orifice utérin était clos, que l'enfant, d'après tous les symptômes observés était mort, même depuis quelque temps. Nous voyons cependant, que malgré cette différence on termina l'accouchement le plutôt possible, au lieu que dans le cas de M. Gondinet, il n'y avait pas un moment à perdre pour sauver l'enfant et faire cesser les convulsions ; et l'on peut bien dire qu'on s'occupa de tout, excepté de ce qu'il fallait faire.

La doctrine que nous recommandons ici, est confirmée par l'autorité des praticiens que nous avons déjà cités, et par un grand nombre d'autres qui ont, en effet, dans le cas qui nous occupe sauvé beaucoup de mères et d'enfans en terminant l'accouchement dans un temps convenable. Il n

aut cependant pas croire, d'après l'opinion que
tous venons de manifester, que nous conseillions
le le terminer à la première apparition des convul-
ions, ni dans tous les cas. Nous pensons, au con-
raire, comme nous l'avons déjà dit, qu'on ne doit
e déterminer qu'après avoir reconnu la cause, si
ela se peut, et mis en usage tous les moyens pro-
res à la détruire, du moins à la suspendre pour
uelque temps. La troisième observation de ce
émoire vient à l'appui de cette doctrine, puis-
e l'accouchement ne se termina qu'à l'époque
dinaire de neuf mois, quoique le travail eût
ommencé pendant les convulsions. D'ailleurs,
n se conduisant ainsi, l'on suivra les traces de
mellie, qui dit (tome 2, p. 369) : « J'ai assisté
cette année, plusieurs malades qui ont été prises
de convulsions étant près de leur terme. Quelques-unes ont été guéries moyennant la saignée
et les vessicatoires, après quoi elles ont été heureusement jusqu'au terme ordinaire. Il s'en est
trouvé d'autres chez lesquelles cette méthode
ne réussissait point, et qu'il fallait délivrer tout
de suite pour sauver la mère et l'enfant. » Ainsi,
'après cet auteur, et comme nous l'avons déjà
it sentir, si l'emploi de tous les moyens est
utile, ou que des convulsions épileptiques des
lus violentes fassent craindre pour les jours de
mère et de l'enfant, l'on ne doit point tempori-
er dans ces cas, parce qu'on perdrait toujours un
emps précieux et irréparable.

Il est un autre cas particulier dans les convulsions dont nous parlons, que je n'ai jamais rencontré dans ma pratique, mais dont M. Coutouly rapporte plusieurs exemples dans un Mémoire sur cette matière, inséré dans le *Journal de Médecine de Paris*, tome 32, p. 157; c'est celui où il faut inciser le col de la matrice, lorsqu'il est peu dilaté, serré, tendu, dur et comme calleux. L'auteur prouve par plusieurs observations, que sans cette opération, l'accouchement est physiquement impossible, et, par conséquent, la mort de la mère et de l'enfant assurée, tandis qu'en la pratiquant à temps, il a eu la satisfaction d'en arracher plusieurs des bras de la mort. L'on fait ces incisions, soit avec les ciseaux, soit avec un bistouri, ou, encore mieux, avec un instrument inventé par l'auteur, qui consiste en deux lames cachées dans une gaîne; on peut en voir la figure et la description dans le Journal précité. La difficulté levée, on termine l'accouchement comme dans les autres cas. C'est ici où l'accoucheur a besoin d'agir avec la plus grande circonspection, afin de ne rien précipiter et de ne rien négliger de ce qui peut être utile pour sauver la mère et l'enfant.

Smellie (*lieu cité*, tome 3, p. 188) fait mention de trois mères et de trois enfans sauvés par la méthode agissante que nous recommandons.

Mauriceau (*Observ.* 36.ᵐᵉ), La Motte (*Observ.* 362.ᵐᵉ) en ont aussi sauvé plusieurs en suivant cette méthode. La plupart des écrivains, praticiens de nos jours, en nous privant de leurs excellentes observations sur cette matière, ne nous donnent que le précepte qu'ils en ont déduit. Cependant, comme ce moyen n'a pas toujours un succès complet, et que nous avons reconnu plus haut, des cas où l'on ne devait pas l'employer, nous avons cru qu'il ne serait peut-être pas inutile de réunir et de rapporter plusieurs observations sur ce fait pratique, pour établir une ligne de démarcation entre les cas qui nécessitent les secours de l'art, et ceux dans lesquels le travail doit être abandonné à la nature. D'après ces considérations, nous allons communiquer celles que nous a fournies notre pratique, et qui, jointes à un grand nombre d'autres qui se trouvent insérées dans les ouvrages périodiques des différentes Sociétés de Médecine, et à celles que s'empresseront de donner les praticiens, pourront jeter un nouveau jour sur une matière d'autant plus intéressante, qu'il s'agit de la conservation de deux individus à la fois.

Mais nous remarquerons que, pour obtenir cet heureux résultat, il faudrait que les praticiens eussent assez de courage pour communiquer leurs revers comme leurs succès, et qu'ils suivissent l'exemple que donne M. Rogery, dans un excellent Mémoire sur les convulsions (*Jour. de Méd. de Montp.*, tome 9, p. 101), où il dit, dans un endroit : « Les médecins sont, en général, trop » avares des observations malheureuses que la

» pratique leur fournit ; les revers sont en méde-
» cine, une source d'instruction, et peuvent sou-
» vent être avoués sans honte, aux yeux de qui-
» conque juge du mérite médical, non d'après
» l'événement, mais d'après la sagesse des me-
» sures employées pour l'amener ou le prévenir
» les soins infructueux, mais bien dirigés, du mi-
» nistre de la nature, loin d'être pour lui un sujet
» de blâme, devient un juste motif d'estime. »

Cinquième observation.

L'épouse du nommé Chevrerie, cordier, habitant de Tonneins, âgée d'environ trente ans, d'un
tempérament bilieux et sec, à terme de son premier enfant, après un heureuse grossesse, commença à ressentir les premières douleurs du travail, vers les sept heures du matin, le cinq décembre 1801, toute la journée se passa assez bien
et elle n'éprouva que quelques douleurs éloignées.
A l'entrée de la nuit, elle fut atteinte d'un accès
de convulsions générales de courte durée, mais
qui se répétaient de temps en temps ; je fus appelé vers les onze heures du soir, je trouvai la
femme assez tranquille, jouissant de toute sa connaissance et de toute sa raison ; elle me dit qu'elle
souffrait depuis le matin, mais qu'elle ne se souve-
nait pas d'avoir eu, comme on le lui disait, des
convulsions. Son pouls était plein et dur, la face
rouge ; elle était lourde et pesante, et avait de

ortes douleurs de tête ; la respiration était assez
bre. Je la touchai ; les parties molles externes
taient bien humectées, et la tête de l'enfant oc-
upait encore le détroit abdominal dans la pre-
nière position ; il n'y avait point d'hémorragie,
t je jugeai, au rapport de la malade, que les eaux
évacuaient en détail ; il y avait obliquité de la
natrice à droite. Les douleurs avaient presque
isparu depuis l'apparition des convulsions.

Après avoir réfléchi un moment sur l'état mal-
eureux de cette femme, je me décidai, vu la plé-
nore générale, de faire une saignée du bras, de
rescrire un lavement émolient et un julep anti-
pasmodique. Ces moyens tranquillisèrent la ma-
ade, et éloignèrent les mouvemens convulsifs jus-
u'à deux heures après minuit, qu'ils recommen-
èrent. Appelé de nouveau, je fus témoin cette
ois, que ces attaques étaient de véritables accès
e convulsions épileptiques qui se renouvelaient
 peu près tous les quart-d'heure.

Tout le corps participait à ces terribles mouve-
nens ; la tête se portait en arrière, tous les muscles
le la face étaient convulsés ; le cou était tendu, la
espiration très-pénible, et l'écume lui sortait de
a bouche et du nez. A la fin de l'attaque, elle
tait très-abattue, mais elle reprenait de suite tous
es sens. Point de douleurs. Comme elle n'avait
as encore pris de lavement, je lui en fis donner
in, et j'ordonnai de nouveau le julep. La tête de
'enfant était à peu près à la même place. Ces se-

cours ramenèrent encore le calme jusque vers les sept heures du matin du six; à cette époque, répétition de la même scène. Je revis la malade vers les neuf heures; dans ce moment là, les accès étaient très-fréquens et très-violens, et les douleurs de l'accouchement qui avaient un peu reparu depuis les trois heures du matin, allaient en décroissant à mesure que les mouvemens convulsifs augmentaient. Je m'assurai de nouveau de l'état du travail, et je trouvai la tête de l'enfant dans l'excavation du bassin. Voyant l'impuissance de la nature, le peu de succès des moyens employés, les douleurs diminuer, les accès d'épilepsie se rapprocher et se renforcer, et l'accouchement bien préparé, je me décidai à le terminer au moyen du forceps, pour faire cesser ces accidens. En conséquence, je mis la malade en position, j'introduisis cet instrument, et j'amenai un garçon vivant, quoique la mère m'eût dit bien souvent qu'elle ne l'avait pas senti remuer depuis trois jours. Les convulsions cessèrent aussitôt, et elles n'ont plus reparu depuis. La mère et l'enfant se portent bien dans le moment présent, huit ans après l'accouchement.

Sixième observation.

Madame L....., âgée de trente et quelques années, d'un tempérament phlegmatico-sanguin, robuste et bien portante, à terme de sa première grossesse, qui avait été très-heureuse, me fit appeler le 31 mars 1804, vers les dix heures du soir. La malade me dit éprouver quelques petites douleurs depuis le matin ; la nuit se passa sans presque de sommeil, et avec les petites douleurs ordinaires, qui se faisaient surtout sentir aux reins. Le lendemain, même état, la malade conservait sa gaîté et son appétit ordinaire. Le soir, prescription d'un lavement qui l'évacua beau-coup. La nuit suivante fut à-peu-près comme la précédente, et la journée du deux comme celle de la veille ; répétition du lavement, qui procura deux ou trois selles. Les eaux de l'amnios s'éva-cuaient en détail depuis le premier moment des douleurs. Le premier avril rien n'était encore préparé pour l'accouchement ; mais le deux au soir, je trouvai la tête de l'enfant sur le rebord du détroit abdominal dans la première position, et l'orifice utérin dilaté à-peu-près de la grandeur d'un écu de trois livres ; ses bords formaient un bourlet dur et tendu, de l'épaisseur de plusieurs lignes. La nuit du deux au trois, les douleurs, qui jusque-là avaient été faibles et courtes, pa-rurent plus fortes et plus longues, mais toujours éloignées. A trois heures du matin la malade me pria de regarder où en était le travail ; je la tou-chai et je trouvai les parties externes de la géné-ration bien humectées, l'orifice un peu plus souple et plus dilaté, et la tête plus basse. Après cet examen, je lui permis de se lever, comme elle le désirait, et d'aller sur sa chaise longue, où elle se trouva assez bien; mais environ un quart-d'heure après, elle se plaignit d'un violent mal de tête et devint très-rouge : la minute d'après elle fut saisie d'un tremblement dans toute l'extrémité supérieure gauche, qui fut suivie d'une tension très-forte dans tous les muscles du corps, et de mouvemens convulsifs dans tous ceux de la face: écume à la bouche, perte de connaissance, respiration difficile et tension dans la partie antérieure du cou; le pouls était plein et élevé. Vu cet état de pléthore générale, je fis une saignée du bras immédiatement après l'attaque, qui dura environ trois minutes. Après cette opération la malade me dit qu'elle se sentait très-bien, qu'elle n'avait plus de mal de tête et qu'elle était satisfaite d'avoir été saignée. Cette dame, comme nous l'avons déjà dit, était d'un tempérament phlegmatico-sanguin, et son médecin avait jugé à propos de la faire saigner à différentes époques de sa grossesse; mais elle avait un préjugé si fort contre cette opération qu'elle la rejeta dans tous les temps, et il est possible que si elle avait eu sa parfaite connaissance lorsque je la fis, elle s'y serait encore refusée. Le mieux qu'avait procuré la saignée, et qui dura environ demi-heure, fut remplacé par une nouvelle attaque, qui commença de la même manière que la précédente, mais qui fut plus

longue et plus forte. Celle-ci fut calmée aussitôt
que la déglutition fut libre, par un julep anti-
spasmodique.

Cette attaque me parut si vive, si longue et si
forte, que, craignant tout pour la mère et pour
l'enfant, je proposai la terminaison de l'accouchement comme l'unique moyen de faire cesser
les mouvemens convulsifs. Son médecin, homme
très-éclairé, que j'avais demandé pour m'aider
de ses conseils, et les parens, déférèrent à ma
proposition.

Au moment de la manœuvre, il survint une
troisième attaque, si terrible qu'elle effraya tous
les assistans. La malade mise en position, j'introduisis ma main dans l'utérus, pour aller chercher les pieds, que je développai l'un après l'autre,
et j'amenai, le trois, vers les sept heures du matin,
un gros garçon, mais mort, même avant les attaques de convulsions, puisque l'épiderme se séparait et que la peau de tout le corps et des extrémités était d'un rouge très-brun, comme les
assistans s'en apperçurent. Le placenta, ainsi que
le cordon, étaient dans un état de putréfaction.

La malade délivrée, l'état de spasme continua
encore plus d'une heure, ainsi que la perte de
tous les sens. A peine commençait-elle à revenir
un peu, que vers les neuf heures elle éprouva
une quatrième attaque, qui se renouvella trois ou
quatre fois dans l'espace d'une heure; mais elles
allaient toujours en diminuant d'intensité. Depuis

dix jusqu'à deux heures de l'après-midi, elle fu
calme, mais toujours sans connaissance; le pou
était fréquent et nerveux, la face décolorée; le
lochies allaient assez bien; elle prenait quelque
bouillons et une tisanne de chiendent et de fleu
de tilleul. Malgré l'usage des calmans, elle éprouv
encore plusieurs petites attaques depuis les deu
heures jusqu'à dix. Vers les sept heures du mêm
soir, le pouls s'éleva, la face devint rouge et l
respiration pénible. Vu cet état, nous nous dé
cidâmes à faire une saignée locale aux tempes, a
moyen des sangsues, pour dégorger les vaisseau
du cerveau. Après cette opération, la malade s
trouva beaucoup mieux; il n'y eut plus de convul
sions, la connaissance lui revint, et au moyer
d'un calmant elle passa très-bien la nuit; il
eut un peu de fièvre et une petite moiteur conti
nuelle : même régime.

Les journées du quatre et du cinq bonnes, som
meil sans calmant, et continuation de la moiteur
Le cinq, une petite soupe, et un lavement le soir

La malade fut toujours de mieux en mieux
et ne perdit jamais le goût des alimens. Le lai
qui s'était bien secrété à l'époque ordinaire,
diminua peu à peu, et les lochies ont toujours
bien coulé. Le onze, elle était si bien, qu'elle
resta une heure et demie levée, et le reste de la
journée sur la chaise longue. Elle commençait à
manger un peu, et passait bien ses nuits.

Tout allait si bien, que nous regardions la malade comme en pleine convalescence, lorsque tout à coup, la nuit du treize au quatorze la scène changea, et qu'il se déclara une diarrhée très-fréquente, accompagnée de coliques, de fièvre, de chaleur intense, de sécheresse à la langue, d'altération, d'inquiétudes, de douleurs générales, de Céphalalgie, de nausées, de vomissemens, etc. ; enfin de tous les symptômes d'une affection gastrique très-intense, qui nous enleva la malade le dix-huit avril, le quinzième jour après ses couches. Nous observons que les lochies n'ont jamais été supprimées. D'après le tableau que nous venons de tracer, ne sommes-nous pas autorisés à considérer cette mort comme absolument indépendante de l'accouchement ?

L'observation suivante qui nous a été communiquée par M. Laruffie, médecin à Puch, et praticien distingué, nous fournit une preuve en faveur du principe que nous soutenons dans ce Mémoire.

Septième observation.

Le trois janvier 1808, dit ce médecin, je fus prié vers les deux heures après midi, de me transporter le plus promptement possible chez la femme Montagne, née Vignau, habitante de la commune de Villefranche, département de Lot-et-Garonne, âgée de quarante-deux ans, d'un tempérament sanguin et très-robuste, grosse pour la quatrième fois, et à la fin de son terme. Les douleurs de l'accou-

chement, qui avaient commencé à se faire ressentir vers minuit, furent courtes et éloignées jusque
vers les huit heures du matin ; mais à cette époque
la femme en éprouva quelques-unes de très-vives
à la suite desquelles se déclarèrent des mouvemens
convulsifs dont la première attaque dura environ
un quart-d'heure ; une demi-heure après, il en survint une seconde, et plus violente et plus longue,
qui fit perdre à la malade toute espèce de connaissance. Ces attaques, qui se répétaient toutes les
demi-heures, duraient à peu près le même espace
de temps. Depuis leur apparition, les douleurs et
les convulsions ont presque toujours marché de
pair, et se sont en quelque manière confondues
ensemble ; mais le travail cessa alors de faire des
progrès.

A mon arrivée, dit l'observateur, je fus frappé
et saisi de l'état affreux dans lequel je vis cette
malade toute défigurée ; les deux tiers de sa langue
considérablement tuméfiée, hors de la bouche,
avaient été déchirés et partagés presque en entier.
Elle ne pouvait ni parler ni avaler. Cette femme
n'avait jamais encore éprouvé de convulsions, et
l'on ignorait quelle pouvait être la cause de celles
qu'elle éprouvait dans ce moment. M. Guerinau,
chirurgien, que je trouvai auprès de la malade,
me dit que l'accouchement se présentait d'une
manière avantageuse ; que la tête de l'enfant était
bien placée, et que l'orifice de la matrice commençait à se dilater ; qu'il n'y avait point de perte

en rouge, mais que les eaux de l'amnios s'étaient écoulées au moment de la première attaque des convulsions.

Ces renseignemens étant pris, et ayant fait l'examen des ressources de la malade, je pensai qu'elle était près de succomber sous une heure ou deux, au plus tard, car son pouls, presque nul, faisait craindre de la voir expirer à toute minute. Les convulsions, comme nous l'avons déjà dit, avaient au moins arrêté le travail, si elles ne lui avaient imprimé un mouvement rétrograde. Voyant le danger pressant qui menaçait cette femme, j'opinai qu'il fallait, dès l'instant même, terminer l'accouchement pour sauver, sinon la mère, ce que je n'espérais pas, au moins l'enfant. Fixés sur le seul moyen efficace que nous pouvions mettre en usage dans un moment si urgent, M. Guerinau retourna l'enfant, et l'amena par les pieds, après avoir éprouvé quelques difficultés dépendantes du resserrement de l'orifice utérin. L'opération dura environ vingt minutes; l'enfant nous parut d'abord mort, mais il fut cependant rappelé à la vie au bout d'environ un quart-d'heure, par les secours ordinaires; et dans le moment présent il se porte bien, et est allaité par sa mère.

L'accouchement terminé, les convulsions ont encore duré environ deux heures, mais beaucoup moins vives. Ce ne fut qu'après cette opération qu'on put parvenir, en écartant les mâchoires à l'aide d'un fuseau, à faire prendre à la malade quelques cuillerées d'une potion anti-spasmodique. Lorsque les convulsions eurent entièrement cessé, la femme resta sans force, mais très-calme ; et la connaissance ne lui revint que le lendemain, vers les huit heures du matin. Revenue à elle-même, elle a dit ne se rappeler de rien de ce qui s'était passé, pas même du moment de l'opération.

Les vidanges se sont faites à l'ordinaire. Depuis la cessation des convulsions, la femme n'a éprouvé aucun accident, et elle s'est parfaitement bien rétablie en très-peu de temps.

D'après la description que nous donne M. Laruffie de l'état de cette femme, les convulsions violentes dont elle était attaquée depuis le matin, auraient vraisemblablement terminé ses jours et ceux de son enfant, si cet habile praticien n'avait pris un parti aussi salutaire que prompt, et qui, par bonheur, lui fut dicté par sa propre expérience, comme il nous le dit dans sa lettre : « J'ai vu, *dit-* » *il*, cinq ou six fois en ma vie, périr des femmes » avec leur fruit, dans des hypothèses pareilles, » et moins périlleuses en apparence. Je puis même » ajouter n'en avoir vu aucune en réchapper, lors- » que les convulsions les ont attaquées dans ce » degré et état du travail. C'est d'après ces obser- » vations qui me sont propres, que j'opinai pour » l'accouchement prompt et forcé. L'événement a » été heureux, je m'en souviendrai, et je ne ba- » lancerai plus, en pareille circonstance, pour » l'emploi de ce moyen. »

Le passage de cette lettre confirme de plus en plus le principe que nous cherchons à propager dans ce Mémoire, et nous croyons de notre devoir de payer ici, au nom de l'humanité, un juste tribut d'éloges à son auteur, puisque l'observation qu'il a eu la bonté de nous communiquer, est d'autant plus intéressante et d'autant plus utile, que la doctrine qu'elle renferme est fondée sur des faits malheureux que sa longue pratique lui a fournis, et dans lesquels l'accouchement forcé aurait vraisemblablement arraché plusieurs victimes des bras de la mort, si on l'avait employé, au lieu que son omission les a précipitées au tombeau. Comme ce n'est que d'après l'observation, qu'on peut établir les bases d'une bonne pratique dans l'art de guérir, la Société doit des éloges et de la reconnaissance aux hommes qui, comme lui, consacrent leur temps et leur repos, non-seulement à donner des soins éclairés à des malades, mais encore à recueillir les faits qui peuvent faire avancer la science, j'ajouterai de plus, surtout aux hommes qui, comme lui, ne sont mus et guidés que par le seul plaisir d'être utiles à leurs semblables. J'admire de telles vertus, et je voudrais les imiter.

Nous avons vu dans l'observation précédente que l'on n'avait employé, à l'arrivée de M. Laruffie, aucun moyen pour combattre les convulsions qui nous paraissant uniquement dépendre des douleurs de l'enfantement et d'une forte pléthore, semblaient exiger l'usage de la saignée, des bains, des fomentations, des lavemens, etc.; moyens dont ce médecin ne pouvait plus faire usage, sans exposer la mère et l'enfant à une mort certaine.

L'observation suivante qui nous a été communiquée par M. Pichausel notre collègue, nous prouve ce que nous avons déjà avancé; que les convulsions qui surviennent au commencement de la grossesse, n'occasionnent pas toujours la perte de l'enfant, quoiqu'on ne puisse y remédier; elle nous prouve de plus que l'accouchement forcé est un très-grand moyen dans ce cas, pour faire cesser les convulsions, puisque, dans celui, ci la grossesse a parcouru ses périodes ordinaires, et que l'enfant ainsi que la mère ont été sauvés par cette méthode.

Huitième observation.

En l'an treize, dit ce praticien, madame L.... de la commune de Clairac, département de Lot-et-Garonne, éprouva dès le second mois de sa seconde grossesse, des convulsions dans toutes les parties de son corps, excepté aux extrémités inférieures, les attaques avaient lieu chaque jour à des heures fixes. Leur durée fut d'abord d'environ une heure, et ensuite de deux; elle continuèrent ainsi malgré l'usage des saignées, des anti-spasmodiques, des anti-histériques, etc., jusque vers la fin de la gestation. A cette époque la malade était réduite à un état de marasme; et la sensibilité était si exaltée depuis quelque temps que le moindre excitant moral suffisait pour lui faire éprouver des mouvemens spasmodiques.

Plus véhémentes que jamais, les convulsions agitèrent cette malade à la première douleur d'enfantement, et après trois heures de leur durée, la dilatation de l'orifice utérin permit à l'accoucheur de reconnaître la tête de l'enfant et sa position; de rompre les membranes, d'aller chercher les pieds et d'amener un enfant vivant. Immédiatement après l'accouchement, les convulsions cessèrent et n'ont plus reparu depuis. La mère se rétablit assez promptement et a allaité son enfant.

Dans les observations que nous venons de rapporter, excepté la dernière, les convulsions auxquelles ces femmes n'étaient point sujettes, n'étant survenues que pendant le travail; nous croyons pouvoir les attribuer, surtout chez celles qui font le sujet de la sixième et septième, en partie à la résistance qu'opposait l'orifice de la matrice, et aux efforts que faisaient son fonds et son corps, pour se débarrasser d'un corps, qui, par sa présence, augmentait encore l'irritabilité de la fibre musculaire, et causait du désordre dans tout le système nerveux; désordre qui devait nécessairement être augmenté par la violence des douleurs qu'occasionne ordinairement l'écoulement prématuré des eaux de l'amnios; mais surtout à la pléthore générale qui se manifestait principalement chez la première de ces deux femmes, par un violent mal de tête, par la rougeur de la face; par un pouls plein et élévé, etc. Cet état nous inspira des craintes, et nous fit regarder l'accouchement comme *l'aurore du salut* de la mère et de l'enfant. L'extraction de ce dernier devait faire cesser l'irritabilité de la fibre, et la perte qui l'accompagne ordinairement devait remédier à la pléthore, qui causait tant de désordre du côté du cerveau. Nous avions employé comme on la vu, au début des convulsions chez les femmes de la cinquième et sixième observations, la saignée du bras. Dans un pareil cas, cette saignée nous paraît, ainsi qu'à bien d'autres, préférable à celle du pied, parce qu'elle débarrasse plus promptement le cerveau de l'excédent du sang qu'il reçoit dans cet instant, par la difficulté qu'éprouve le cœur de le pousser dans l'aorte ventrale qui est pour ainsi dire oblitéré pas la compression exercée par l'utérus. Lorsque la pléthore existe chez la femme en travail, c'est donc principalement dans l'aorte ascendante et toutes ses ramifications. D'après ce principe, l'on doit ouvrir de préférence une veine au-dessus du diaphragme; c'est pour cette raison qu'Amilton préférait la saignée de la jugulaire, même à celle du bras, si les mouvemens de la malade le permettaient (*Hist. du Journ. de Méd. de Montp.* tom. 3, p. 188). Cette assertion paraît être confirmée par l'observation, puisque M. Gardien dit (*lieu cité*, tom. 2, p. 109), qu'on a vu les

convulsions être augmentées par la saignée du
pied, tandis que les femmes étaient soulagées par
celle du bras.

Si les observations que nous venons de rappor-
er ont été couronnées d'un heureux succès, c'est
que dans le plus grand nombre des femmes, les
convulsions sont survenues à la fin de la grossesse,
et même pendant le travail ; qu'elles n'avaient été
précédées par aucun accident, que la grossesse
avait été heureuse, et que la cause principale,
c'est-à-dire, la pléthore nous parut dépendre du
travail même, et non d'une cause étrangère. Au
lieu que dans celles que nous allons rapporter et
dont les suites n'ont pas été aussi satisfaisantes, la
femme qui fait le sujet de la première, n'était
point à terme, mais seulement à la fin du septième
mois, que la cause venait d'une affection morale,
qu'on ne pouvait méconnaître, et qu'on ne pouvait raisonnablement s'attendre à faire cesser en
terminant l'accouchement. Pourquoi l'avez-vous
donc fait me dira-t-on? Parce que d'après le principe reçu, je devais tenter ce moyen quoique
douteux, parce qu'il était le seul qui restât à employer dans une pareille circonstance, pour ne
pas abandonner la mère et l'enfant à une mort
certaine. Cette observation, jointe à celle de
M. Rogeri, pourra ne pas être tout à fait inutile
pour les progrès de l'art. Nous laissons aux grands
maîtres le soin de lui assigner sa place. Celle de

la seconde était bien à terme ; mais on refusa trop longtemps les secours de l'art.

Neuvième observation.

Je fus appelé le 4 janvier 1807, au Mus-dayenais , petite ville, distante d'une lieue de Tonneins, où j'arrivai vers les dix heures du matin, pour donner des secours à l'épouse du nommé Colin , maçon , grosse de sept mois , et dans un état convulsif depuis le deux dudit mois. M. Pegrimard, médecin de la malade me dit , que cette femme était à sa cinquième grossesse , et qu'il y avait eu sept ans d'intervalle de la dernière à celle-ci ; ce qui paraissait avoir beaucoup frappé l'imagination de la malade , qui était d'ailleurs d'un tempérament nerveux et très-irritable ; mais qu'elle n'avait jamais eu cependant de convulsions. La cause de cet accident lui paraissait venir d'un fort accès de colère qu'elle avait éprouvé la veille au soir, et qu'elle avait été forcée de concentrer en elle-même : la nuit fut agitée et sans sommeil. Le lendemain dans la matinée, elle ressentit un violent mal de tête, qu'elle prit pour la migraine , à laquelle elle était très-sujette. Les voisines lui conseillèrent de prendre une tasse de café, ce qu'elle fit; mais le mal, au lieu de diminuer, augmenta au point , qu'elle perdit la vue

ans l'après midi (1). Cet état l'effraya, elle se
ut perdue et se fit conduire chez M. Pegrimard,
u'elle ne trouva pas ; son absence augmenta son
ésespoir. Reconduite chez elle, cette femme se
vra à tous les mouvemens déréglés de son ame,
t quelques instans après, elle fut atteinte de
ouvemens convulsifs les plus violens. Le mé-
cin de retour chez lui, se rend chez la malade
la trouve dans l'état que nous venons de décrire.
appé de sa position, il prescrivit les anti-spas-
odiques, les lavemens, les fomentations, les
ins de jambes, la saignée du bras, etc. La dé-
lutition était très-difficile, et même quelquefois
npossible. Tous ces moyens ne changèrent rien
son état, qui paraissait au contraire s'aggraver
tout moment.

La nuit suivante et la journée du trois, même
tat ; la nuit du trois au quatre, les accidens pa-
urent encore augmenter d'intensité, et faisaient
raindre d'un moment à l'autre de voir succomber
ette femme. L'on répéta les juleps, la malade fut
longée dans un bain entier, et l'on se décida à
l'envoyer chercher. Le bain fit cesser les mouve-
ens convulsifs, auxquels succéda un spasme
énéral et un délire sourd, avec perte de connais-
ance. Toutes les déjections, qui avaient été sup-

---

(1) Un pareil fait est rapporté dans les *Actes de la
ociété de Médecine de Bruxelles.*

primées, reparurent, et la déglutition devint plu
libre et plus facile.

Après tout ce détail, M. Pegrimard me dit qu'i
ne s'était manifesté aucun symptôme pour l'ac
couchement. Je touchai la femme, et je trouva
les parties externes de la génération assez humec
tées, l'orifice utérin dilaté presque de la gran
deur d'un écu de six livres; la tête dans l'excavatio
du bassin, l'occiput derrière la symphise du pubis
les eaux commençaient à se réunir et à former l
poche; en un mot, l'accouchement me parut bie
préparé, et il ne manquait, pour le terminer, qu
quelques douleurs. La malade paraissait bien e
avoir quelques-unes de loin en loin, mais si faible
qu'elles ne produisirent aucun déplacement de l
tête : cependant, comme cette dernière était bie
placée, qu'elle était très-basse et peu volumineuse
que les parties molles étaient bien préparées pour lu
livrer passage, que la malade paraissait un pe
mieux, je proposai au médecin de patienter en
core quelque temps, et d'abandonner le travail
la nature; ce qui fut décidé. Nous nous retirâme
ensuite de chez la malade, où nous revînmes deu
heures après. En y entrant, l'on nous dit qu'ell
avait eu quelques douleurs qui avaient paru plu
fortes qu'à l'ordinaire. Je la touchai de nouveau
et je trouvai la tête à-peu-près à la même plac
Examinant ce qui se passait pendant la douleu
je ne m'apperçus pas que pendant sa durée, la tê
fût poussée en avant. Après avoir réfléchi su

état passé et actuel de cette malheureuse mère,
qui était toujours en spasme, sans connaissance
et en délire, je proposai de terminer l'accouchement au moyen du forceps, comme l'unique remède qui restait à mettre en usage. Le médecin
et les parens se rendirent à mon avis; j'employai
cet instrument, et j'amenai une fille vivante, qui,
d'après le calcul de la mère, n'était pas encore
à la fin du septième mois. La petite était menue,
mais bien vivace et bien portante. Pendant l'opération, qui fut très-prompte, la mère, sans revenir à elle, donna cependant des marques de
douleurs plus qu'ordinaires.

Dans ce cas-ci, l'on ne pouvait méconnaître pour
cause la vive affection du cerveau, et le travail ne
devait être compté pour rien, puisque les convulsions avaient commencé avant ce dernier; mais
ayant déjà mis en usage, et sans succès, tous les
moyens propres à remédier à cet état, et l'accouchement étant préparé, je crus devoir le terminer,
1.º parce que la déplection de la matrice et les
évacuations qui suivent l'accouchement pouvaient
dégager le cerveau, et rétablir ses fonctions dans
toute leur intégrité; 2.º pour sauver l'enfant, qui,
sans cette opération, aurait vraisemblablement
péri dans le sein de la mère.

Mon opération terminée, je remis la malade
entre les mains de son médecin ordinaire et je me
retirai. Quelques jours après, ayant appris la
mort de cette femme, et désirant avoir quelques

détails sur ce qui s'était passé depuis le momen
de l'accouchement jusqu'à celui de la mort, j'écri
vis à M. Pegrimard, et voici ce qu'il me f
l'amitié de me répondre : « La malade qui fai
» le sujet de votre observation éprouva, enviro
» deux heures après l'accouchement, une sup
» pression complète des évacuations utérines
» avec assoupissement jusque vers les onze heure
» du soir. A cette époque, les convulsions se re-
» nouvelèrent avec force, et ne cessèrent qu'à s:
» mort, qui arriva vers les sept heures du matin
» l'enfant fut aussi pris de convulsions au mêm
» instant que la mère, qui durèrent vingt-quatr
» heures, et l'entraînèrent dans la même tombe. »

Devait-on, dans le cas que nous venons de rapporter, abandonner l'accouchement aux soins d
la nature ou le terminer par l'art ? La non-réussit
semble prescrire la méthode que j'ai suivie ; mai
aurait-on été plus heureux en en suivant une autre
et n'aurait-on pas abandonné, au contraire, deux
victimes à une mort certaine ? au lieu que j'amenai au moins un enfant vivant, ce qui est un point
essentiel dans la pratique des accouchemens. Mais
il est mort peu de temps après sa naissance ? Cela
est vrai ; mais ne meurt-il pas tous les jours, dans
les premières vingt-quatre heures, des enfans
venus à terme, naturellement et bien portans ?

Le médecin se tait sur les moyens qu'il a employés chez la mère après l'accouchement. N'aurait-on pas dû, si on ne l'a pas fait, vu la suppression

(193)

omplète des évacuations, et le retour des convulsions environ huit heures après la délivrance,
mployer en outre des anti-spasmodiques, les
ang-sues à la vulve, pour suppléer à ces éva-
uations et diminuer par-là la quantité de sang
qui engageait le cerveau ? C'est une question
que je soumets à la sagacité et aux lumières des
praticiens.

Onzième observation.

M. Rogery a donné, dans le *Journal de Méde-
ine* de Montpellier (tom. 9, p. 109), une obser-
ation qui a beaucoup d'analogie avec celle-ci.
le médecin fut appelé, le neuf brumaire an neuf,
uprès de M.me Dupré, grosse de sept mois. Cette
ame fut prise, vers les dix heures du soir, de
onvulsions générales, qui, après avoir duré
uelques minutes, la laissèrent privée de tous les
ens. Ces convulsions se répétèrent, il parut de
écume à la bouche, et les muscles de la face
t ceux de la jambe gauche furent convulsés. Ces
ccès d'épilepsie furent remplacés par un état apo-
lectique. Prescription, saignée du bras, fomen-
ations générales, anti-spasmodiques, etc.; tous
es moyens furent inutiles, et les accès se succé-
èrent très-rapidement.

L'on termina l'accouchement vers les trois
eures du matin, d'un enfant vivant, et qui vécut
trois mois. Après l'accouchement, les convulsions

13

cessèrent ; mais le côté droit fut frappé de paralysie, et la malade ne donna aucun signe de vie : les lochies coulaient abondamment.

Les anti - spasmodiques furent continués ; on appliqua les sinapismes aux pieds et aux gras des jambes, et les vésicatoires à la nuque. Malgré tous ces secours, le mal empira et la malade succomba le troisième jour après l'accouchement.

Ici, comme dans mon observation, les convulsions ne paraissaient point dépendre du travail, mais d'une affection cérébrale ; et les deux femmes qui en sont le sujet, ont éprouvé le même sort. Ces deux faits, joints à plusieurs autres, nous prouvent combien les convulsions des femmes grosses sont dangereuses, lesquelles dépendent de toute autre cause que de celle du travail. Dans l'un et l'autre cas, si on avait tout confié aux soins de la nature, l'on aurait vraisemblément perdu les enfans. Nous pensons donc que, dans de pareilles circonstances, il faut terminer l'accouchement pour sauver au moins ces derniers, puisqu'on ne peut ordinairement arracher les mères des bras de la mort, malgré l'emploi de tous les moyens les mieux indiqués par l'art.

M. Pichausel, que j'ai déjà cité, me fit le plaisir de m'envoyer, au moment où je finissais ce Mémoire, une observation qui me paraît trop intéressante et trop confirmative de la doctrine que je soutiens, pour ne pas y trouver place. La femme qui en fait le sujet, et qui a été victime du refus

'elle fit, ainsi que ses parens, de laisser terminer
:couchement dans un temps favorable, nous
rñit un exemple de plus de l'excellence de ce
:cepte. Les détracteurs de cette méthode nous
ont peut-être, même d'après ces observations,
'on peut perdre autant de sujets en la suivant
'en la rejetant ; mais ne peut-on pas leur ré-
ndre, que pour obtenir des succès dans une
ération, il faut qu'elle soit faite à propos, et
ant que la malade ne soit agonisante. Il s'en-
vrait donc, d'après leur principe, que lorsque
femme est dans cet état, presque désespéré, l'on
vrait la laisser mourir sans la fatiguer inutile-
:nt; d'accord, s'il n'y avait un enfant à sauver,
'on ne peut abandonner ainsi, quand on n'a pas
s signes bien certains de sa mort, l'on doit, au
ntraire, faire tout pour le conserver. Les obser-
tions 9me et 10me, et celle que nous allons rap-
rter, nous prouvent qu'on est quelquefois assez
ureux pour y réussir.

Douzième observation.

Le 15 juillet 1807, M. Pichausel fut appelé dans
commune de Saint-Brice, auprès de la nom-
ée G....., âgée de dix-neuf ans, à terme de son
emier enfant, et en travail depuis vingt-quatre
ures. Cette femme maigre, pâle, et d'une petite
ture, avait éprouvé plusieurs accès convulsifs
puis l'époque citée ; leur durée était d'environ

un quart-d'heure, et leur intervalle d'une demi-
heure ou à peu près; pendant ces intervalles, elle
jouissait de la plénitude de ses fonctions intellec-
tuelles, et elle en était privée dans les accès. Après
un moment de réflexion sur son état, l'accoucheur
proposa de pratiquer le toucher, mais la femme
refusa de s'y soumettre, en le priant instamment
d'employer tel autre moyen qu'il jugerait convenable pour calmer ses convulsions; ses parens par-
tagèrent son opinion et sa répugnance, et malgré
les sollicitations et l'exposé des dangers qui me-
naçaient la malade, ce praticien fut contraint de
se borner à l'emploi des anti-spasmodiques en
boisson et en lavemens; et aux rapports d'une
sage-femme, pour ce qui était du travail et de
la position de l'enfant, rapports, dit l'observateur,
qui étaient trop insignifians pour m'engager à y
ajouter foi.

Tous les moyens mis en usage, furent infructueux, et en moins de quatre heures, l'infortunée
fut en proie aux convulsions de tous les membres
soumis à l'empire de la volonté; ses fonctions in-
tellectuelles furent anéanties. Ce fut dans cet état,
qui n'offrait plus de relâche, qu'il fut permis de
pratiquer le toucher. Le cou de l'utérus était com-
plétement effacé, la tête dans l'excavation, et les
membranes tendues et très-dures; elles furent rompues, et dès lors une espèce de travail, dernier
effort de la nature, poussa la tête de l'enfant dans
la première position, au bas de l'excavation du

bassin. Dans un tel état, dit M. Pichausel, le choix des moyens fut aisé ; le forceps lui parut mériter la préférence ; son application fut prompte et facile, et l'accouchement bientôt terminé. Néanmoins, après l'expulsion de l'enfant et de ses dépendances, les convulsions continuèrent avec le même degré d'intensité, et la malade périt entourée de parens qui regrettèrent toujours avec moi, dit l'observateur, que l'accouchement n'eût pas été terminé au temps convenable. L'enfant fut extrait vivant ; il était très-chétif, et mourut environ une heure et demie après sa naissance.

Il paraît, dans cette observation, que les parens de la femme, loin de blâmer l'emploi du forceps, et d'attribuer à cet instrument la cause de sa mort, reconnurent au contraire, mais trop tard, la faute qu'ils avaient faite de s'opposer trop long-temps à son application ; plutôt mis en usage, il aurait pu sauver la mère, et peut-être conserver l'enfant, qui, ayant souffert moins long-temps, aurait eu plus de droits à la vie.

Nous concluons donc, d'après tout ce que nous venons de rapporter, qu'il est des cas où l'on peut, en terminant l'accouchement, sauver la mère et l'enfant, qui auraient péri sans cette ressource de l'art ; nous en avons fourni des exemples. C'est principalement lorsque les convulsions viennent à la fin de la grossesse, ou pendant le travail, et qu'elles ne reconnaissent pour cause, que la longueur et la violence des douleurs, une perte, la pléthore, etc., et d'autres où l'on ne peut le plus souvent sauver que l'enfant; c'est surtout lorsque les convulsions surviennent depuis le septième mois jusqu'à la fin de la grossesse, et qui sont occasionnées par quelque affection cérébrale. Encore faut-il, pour obtenir cet heureux résultat, employer ce moyen dans un temps convenable, sans quoi il devient inutile, ou l'enfant survit très-peu après son extraction, comme nous l'avons vu dans quelques-unes des observations rapportées dans ce Mémoire.

RÉFLEXIONS

Sur les accidens qui résultent du défaut d'instruction des sages-femmes.

Lorsqu'on a parcouru les ouvrages pratiques sur *l'Art des Accouchemens*, et qu'on a pratiqué quelque temps cette branche de la Médecine, l'on est tout étonné que, vu les accidens qui arrivent journellement entre les mains de cette foule de routinières qu'on qualifie très-improprement du nom de sages-femmes, on ne les ait pas encore bannies du temple de *Lucine*, dont elles souillent à tout moment le sanctuaire par leurs téméraires manœuvres. Hé! comment n'en serait-il pas ainsi, puisqu'elles n'ont, pour la plupart, d'autre guide dans un art aussi précieux et aussi salutaire, que leur présomption, et qu'elles ne sont devenues accoucheuses que par hasard, ou parce que leur mère ou une de leurs proches accouchait aussi. Qu'on ne vienne pas nous dire que la pratique rend maître, cet axiome n'est pas toujours vrai; et la pratique de cette branche de l'art de guérir ne peut rendre maître que celui ou celle qui la commence éclairé du flambeau d'une bonne théorie. Je soutiens au contraire, que cette grande et longue pratique ne sert qu'à les rendre plus hardies et plus entreprenantes; car je vois souvent d'anciennes sages-femmes commettre des fautes que des jeunes n'auraient point commises par timidité; et je suis si intimement convaincu de cette vérité, que j'aimerais mieux voir auprès d'une femme en couche, une femme qui n'aurait point encore reçu d'enfant, que quelqu'une de celles qu'on appelle vulgairement praticiennes consommées; la première laisserait agir la nature, la seconde la contrarie sans cesse par des manœuvres presque toujours inutiles et très-souvent nuisibles.

Jugez de quel secours de pareilles sages-femmes peuvent être auprès d'une femme, pour peu que l'accouchement s'éloigne des lois naturelles; heureuses encore si, dans ce dernier cas, elles n'entreprennent rien, et qu'elles appellent du secours à temps; mais quelle est celle d'entre elles qui n'a pas l'orgueil de se croire pour le moins aussi capable de terminer un accouchement que le premier accoucheur de la capitale ? D'ailleurs, pour appeler du secours à propos, il faudrait connaître les cas qui le nécessitent; et comment peut-on supposer cette connaissance à une sage-femme qui n'a pas la moindre notion de la construction du bassin, ni de la matrice ni de ses parties environnantes, et qui n'a jamais vu de fantôme ? Comment peut-on supposer cette connaissance à celle qui ne reconnaît aucune des positions de l'enfant, si ce n'est quelquefois la tête, qu'elles confondent même, dans quelques cas, avec les fesses ? L'on sait, cependant, combien il est important pour l'accoucheur, de s'assurer d'abord quelle est la partie que présente l'enfant à l'orifice, afin de changer sa position, s'il est nécessaire, dans un temps convenable, ou de laisser agir la nature, lorsqu'elle peut se suffire à elle-même. Comment peut-on supposer enfin assez de connaissances et de lumières à cette sage-femme, pour remettre avec sécurité entre ses mains, la destinée de deux infortunés ? Mais le public, presque toujours mauvais juge sur une pareille matière, prodigue malheureusement trop souvent, des éloges à celle qui a fait périr tout à la fois, et par les mêmes causes, l'objet de sa tendresse, et le gage de son amour. Ces éloges, répétés par les commères, ne servent qu'à la rendre plus vaine et plus audacieuse, et à lui faire croire qu'elle est un des êtres les plus utiles de l'état qu'elle dépeuple, ou qu'elle remplit d'une partie de sujets qui portent, toute leur vie, des marques ineffaçables de sa mauvaise manœuvre.

Pour se convaincre que ce que nous venons de dire n'est point l'effet de la calomnie, qu'on ouvre les yeux sur la plupart de ces sages-femmes de nos départemens, et surtout de nos campagnes, et sur leurs manœuvres, et l'on verra des femmes sans principes et, par conséquent, sans expérience. En un mot, l'art des accouchemens est-il purement mécanique, ou exige-t-il de la part de celui ou de celle qui le pratique, des connaissances anato-

miques et physiologiques ? Si l'utilité de ces connaissances est démontrée, quelle est la sage-femme
de celles que nous venons de citer, qui se rendant
assez de justice, oserait entreprendre d'accoucher
une femme ? Car je ne puis me persuader, que si
une sage-femme avait la moindre connaissance
des accidens qui peuvent résulter de ses mauvais
procédés, elle ne les abandonnât entièrement, et
ne se confiât un peu plus aux soins de la nature ;
mais elle ignore qu'une femme, entièrement livrée
à elle-même, peut s'accoucher seule ; et quoique
ceci se passe quelquefois sous ses yeux, elle ne
s'en apperçoit jamais.

Vous voudriez donc, nous dira-t-on, peut-être,
que les sages-femmes de vos campagnes en sussent
autant qu'un accoucheur instruit ; mais en ont-elles
besoin pour aider une femme dans un accouchement naturel, étant obligée d'appeler du secours
toutes les fois que la nature paraît s'écarter de sa
marche ordinaire ? Non, si elles ne sortaient jamais des limites posées par les lois ; mais ne les
franchissent-elles pas tous les jours ? Et quel est
le praticien qui n'a pas vu malheureusement trop
souvent, ces femmes faire mille tentatives, au
moins inutiles, pour terminer un accouchement,
avant d'appeler ce secours ? N'a-t-on pas vu, le
croirait-on ! tirer sur un bras développé, dans l'in-
tention de faire suivre le reste du corps ? Hé ! que
n'a-t-on pas vu, et que ne verra-t-on pas encore,
tant que ces femmes ignoreront le mécanisme de

l'accouchement ? Nous ne parlerons pas des dé-
chiremens du périnée qu'elles occasionnent ou fa-
cilitent, quand il oppose la moindre résistance, au
lieu de les prévenir. Il n'est pas aussi facile, qu'on
pourrait se l'imaginer, de poser une ligne de démarcation entre les domaines de l'art et ceux de
la nature. La première observation de ce Mémoire
nous en fournit une preuve.

L'enfant sorti du sein de la mère, celle-ci n'est
pas encore hors des dangers qu'elle court entre
ces mains inhabiles; l'extraction du placenta en
offre encore un grand nombre. Tous les accoucheurs savent que lorsque rien ne s'y oppose,
l'on ne doit délivrer la femme que lorsque le placenta commence à se détacher, et que la matrice
se contracte pour aider à son expulsion; car c'est
encore un ouvrage de la nature. « Le détachement
» du placenta a lui-même, dit Levret, un temps
» marqué par la nature; c'est à l'art de saisir avec
» précision ce moment déterminé pour en accé-
» lérer à propos l'extraction. » De nouvelles douleurs viennent annoncer cet instant favorable ;
mais le grand nombre des sages-femmes, méconn-
naissant les lois de la nature, s'empressent toujours, même avant de faire la section du cordon,
de délivrer la femme, ce qu'elles ne peuvent faire
sans employer beaucoup de force, à cause des
fortes adhérences qu'il a quelquefois avec l'utérus.
Les secousses et les tiraillemens, souvent répétés,
peuvent occasionner un renversement de ce vis-

cère, n'étant pas encore revenu sur lui-même, surtout après une grossesse très-volumineuse. D'ailleurs, il arrive souvent, qu'en voulant trop tôt délivrer, le placenta offrant une certaine résistance, la sage-femme tire avec force le cordon, qui est quelquefois très-grêle, et le casse. Le placenta, ainsi retenu, peut causer des accidens, mais principalement une hémorragie très-abondante. D'autres fois, introduisant sa main dans l'utérus pour détacher et rompre ces adhérences, elle peut encore occasionner un grand nombre d'accidens; en un mot, tout est vicieux et cruel dans leur pratique.

Je pourrais appuyer ce que j'avance ici, d'un très-grand nombre d'observations qui me sont propres, et qui m'ont démontré que la nature est toujours opprimée, et que souvent la mère ou l'enfant, et quelquefois l'un et l'autre en même temps, sont sacrifiés à l'ignorance de la sage-femme. Mais, ne voulant pas faire partager à mes lecteurs le sentiment douloureux que j'éprouve, en me rappelant ces faits, je ne lui exposerai pas de si tristes tableaux. Ne portons pas nos regards vers un spectacle aussi affreux, qui met la nature en deuil, et qui pénètre de douleur le véritable ami de l'homme.

En traçant cette esquisse, je n'ai pas entendu y comprendre les sages-femmes qui, guidées par de bons principes, rendent tous les jours des services signalés et inappréciables à la société; celles-

ci méritent, au contraire, toute notre reconnaissance, et je désirerais qu'elles se multipliassent
assez pour qu'il y en eût une au moins, dans chaque commune rurale, afin de faciliter aux femmes
qui les habitent, les moyens d'être bien soignées,
et à moins de frais.

FIN.

TABLE.

TROISIÈME MÉMOIRE.

Sur les convulsions qui surviennent aux femmes pendant la durée de la grossesse, ou pendant le travail de l'enfantement. P. 151

DIVISION DE CE MÉMOIRE.

FIN DE LA TABLE.

9 782013 622585